AF610256

RAPPORT

SUR

LE CHOLÉRA-MORBUS

De Paris.

RAPPORT

SUR LE

CHOLÉRA-MORBUS

de Paris

Présenté à M. le Maire et au Conseil Municipal de Lyon, au nom d'une commission médicale, par MM. FRAISSE, BRÉVARD, CANDY,

M. CANDY,

Secrétaire général de la Société de Médecine, Rapporteur.

(Épidémie de 1849)

LYON.

IMPRIMERIE DE RODANET ET COMPAGNIE,

rue de l'Archevêché, 3.

1849.

INTRODUCTION.

Au milieu des plus graves préoccupations, nos Ediles n'avaient point oublié l'éventualité dans laquelle nous plaçait l'apparition du choléra à Paris, dont la bénignité apparente trompait les prévisions, en multipliant ses ravages, pendant les chaleurs presque tropicales de la première quinzaine de juin. La Société de médecine n'avait pas attendu ce moment pour s'occuper de la question et se tenait prête à fournir le tribut de ses lumières; mais, pour s'éclairer de toutes celles qui pouvaient contribuer à diminuer les ravages de l'épidémie et à organiser les secours publics, le premier magistrat de la cité, l'honorable M. Reveil, voulut renouveler, en 1849, ce qui avait été fait en 1832, lorsque MM. de Polinière, Bottex et Trolliet furent délégués par la ville de Lyon pour aller étudier le fléau sur son principal théâtre.

Dans la commission nommée par M. le maire se sont trouvées représentées l'Administration municipale et la Société de médecine.

L'un des membres de cette commission, par des circonstances particulières, n'a pu se joindre à ses collègues pour leur travail collectif et il a fait connaître, par la presse périodique, le résultat de ses observations particulières, lues au conseil de salubrité. M. le docteur Fraisse avait déjà vu et étudié la maladie, en portant ses secours, soit à Paris, soit à Marseille. Retardé de quelques jours par les graves événements du 15 juin, le départ de la commission eut lieu le 18 juin, et, dès le 20, rendue sur les lieux, elle put s'occuper du but de ses recherches.

Nous eûmes de prime-abord la satisfaction d'apprendre que la maladie était en décroissance, ce que nous pûmes vérifier dans nos premières visites à l'Hôtel-Dieu, à la Charité, à la Pitié, à la Salpétrière; d'autres hôpitaux : Saint-Louis, Necker, Saint-Antoine, Sainte-Marguerite, Bon-Secours vinrent confirmer cet heureux résultat.

Néanmoins la maladie se montrait encore dans une proportion telle que nous avons pu l'étudier sous toutes ses faces, dans ses diverses périodes et les nuances fébriles variées, consécutives à l'état cholérique ou algide proprement dit.

Des notes ont été recueillies dans les salles des divers hôpitaux; c'est de la bouche des médecins chargés des divers services, que nous avons recueilli les renseignements précieux dûs à leur complaisance. Nous avons également interrogé les élèves internes, les infirmiers et tous ceux dont le concours empressé auprès des malheureux cholériques pouvait nous faire espérer des éclaircissements ou d'utiles avis.

C'est au bureau central des hôpitaux, à la préfecture de police que nous avons dû la connaissance du nombre des malades admis chaque jour dans les hospices, les guérisons et les décès survenus, soit dans ces asiles de la douleur, soit à domicile, enfin la communication des mesures générales prises pour la salubrité, l'organisation des secours, la composition des postes médicaux.

Notre travail ne peut donc être autre chose qu'un ensemble de faits reliés entr'eux, rattachés à l'histoire générale du choléra, spécialement de son traitement, de la meilleure hygiène à suivre dans le cours de l'épidémie, et de l'organisation de secours publics, toujours d'autant plus efficaces qu'ils seront plus rapides.

C'est dans ce but d'utilité directe, tout pratique, que nous avons écarté le plus possible ce qui tient de plus près à la question scientifique. A ce dernier point de vue, notre Rapport n'aurait pu rien contenir de nouveau, d'inédit, et n'eût été qu'une répétition inutile, plus ou moins complète de l'histoire du choléra. Nous devions préférablement, dans un cadre étroit, nous réduire à ce qui est d'une application immédiate. Il fallait répandre des idées claires, précises, populaires, surtout celles relatives à l'importance des prodromes, indiquer les précautions, l'hygiène la plus convenable, comme moyens préservatifs; et une fois le choléra déclaré, tracer la conduite générale à tenir, en indiquant des moyens simples, que tout le monde puisse employer, en attendant l'arrivée du médecin, là surtout où le temps est l'élément du succès.

Tel est le but que nous nous sommes proposé. Nous

avons pensé que c'était la meilleure manière de répondre aux intentions éclairées qui ont motivé notre mission.

Nous n'avons pas seulement profité de ce nous avons vu et observé par nous-mêmes ; nous avons aussi consulté les travaux les plus récents : sachant que c'est un fonds commun où chacun peut et doit puiser. Si nous ne citons pas les auteurs, nous ne nous déclarons pas moins ici leurs obligés, heureux si, grâces à ces emprunts qui nous ont permis de compléter notre travail, nous pouvons, à notre tour, être utiles à nos concitoyens !

RAPPORT

SUR

LE CHOLÉRA-MORBUS

De Paris.

CHAPITRE I.

ORIGINE DU CHOLÉRA. — ÉPIDÉMIE DE 1849.

I.

Le berceau du choléra est le delta du Gange, d'où, borné à l'Inde, il a rayonné dans tous les sens, en franchissant ses anciennes limites, s'est étendu aux points les plus éloignés du globe, gagnant l'Europe par la Perse, les bassins de la mer Caspienne, de la mer Noire et pénétrant en Russie, surtout par le cours du Volga.

L'histoire ne nous offre aucun exemple où le choléra épidémique soit devenu voyageur, où il ait quitté soit l'Inde, soit un pays européen pour se porter ailleurs. Et c'est un phénomène singulier que de voir une maladie connue, fréquente, revêtir subitement un caractère nouveau, qui en agrandit énormément la portée, et qui frappe les hommes de terreur. Telle est cette faculté de propagation, qui, des bords du Gange, l'a portée à ceux de l'Elbe, de la Tamise et de la Seine.

Lors de la première épidémie, le gouvernement avait envoyé étudier la maladie en Pologne, en 1831, avant qu'elle ne se montrât en France en 1832; de même MM. les docteurs Monneret, Contour et Laségne, ont été en 1848 chargés d'une mission semblable en Russie et dans la Turquie d'Europe; à cette distance de 16 années, sa marche est la même; il sévit presque exactement dans les mêmes localités qu'à sa première apparition, avec cette différence, qu'ayant mis 17 ans pour franchir la distance de l'Inde jusqu'à nous, lors de la première épidémie, il n'a mis que 4 ans, cette fois, pour parcourir le même trajet.

Capricieux dans sa marche, le choléra semble se jouer des prévisions et des calculs de la science; il présente les irrégularités, les anomalies les plus frappantes, épargnant souvent un côté de rue, ou telle maison à côté de telle autre dont il a moissonné les habitants.

Lorsque tout faisait croire à la bénignité de l'épidémie de 1849, tout-à-coup elle a pris des proportions inattendues. Le choléra d'aujourd'hui a gagné en vitesse de marche ce qu'il a perdu en intensité de développement. En effet, 35 jours après l'invasion de 1832, 12,827 personnes avaient déjà succombé à Paris. En 1849, depuis le 7 mars, où il a éclaté au dépôt de Saint-Denis, jusqu'au 1er juin, d'après le relevé exact recueilli dans les hôpitaux civils et militaires, 7,058 individus ont été atteints du choléra dont 3,701 ont succombé. A dater de la même époque jusqu'au 1er juin inclusivement, la mortalité à domicile, dans les 12 arrondissements de Paris, s'est élevée, par le choléra, à 3,012 individus.

Le choléra de 1849, en outre d'une rapidité plus grande dans sa marche au travers des populations, est encore moins formidable par la gravité des symptômes qui se manifestent, par des prodromes, par des signes avant-coureurs, quatre-vingt fois sur cent.

La régularité des fonctions digestives secondaires est troublée : c'est à ce trouble, a-t-on répété à satiété et avec raison, qu'il faut attacher une véritable importance, dont on pourrait s'exempter impunément quand ne règne pas l'influence cholérique. L'art est rarement impuissant pendant la période d'incubation, tandis qu'il est stérile dans la moitié des cas, au moins quand la période algide est déclarée.

Le danger du choléra résulte surtout de la rapidité de ses progrès. Dès que les premiers symptômes ont fait explosion, les autres se succèdent avec une telle promptitude, que les agents pour le combattre n'ont pas le temps d'agir. Les vomissements, les évacuations alvines épuisent le corps de tous ses liquides, l'amaigrissement est subit pour ainsi dire; les yeux s'excavent, le système musculaire se rétracte, s'endolorit par des crampes; la circulation se ralentit et s'arrête dans les capillaires, la peau se bleuit, la température s'abaisse, l'intelligence se conserve et déjà la vie cesse.

Age, sexe, gestation, conditions sociales, aucune de

ces circonstances n'a le pouvoir de préserver du choléra. Une bonne santé protégée par une hygiène intelligente, bien soutenue sous les multiples rapports de l'habitation très aérée, de la nourriture, des occupations, est la seule garantie efficace.

Les derniers instants de presque tous les cholériques, pendant l'épidémie de 1849, se sont passés en proie aux angoisses douloureuses déterminées par la difficulté respiratoire. De véritables mouvements convulsifs de la tête et du torse, semblent être la dernière expression de la vie. c'est sans doute à ce symptôme que l'on doit le fréquent usage que l'on a fait de ventouses scarifiées, de vésicatoires ou pommades ammoniacales en application sur l'épigastre.

Souvent le choléra s'est montré sous une forme insidieuse, c'est-à-dire que les vomissements, les crampes, le dévoiement peuvent être assez peu prononcés, pour que le malade et les personnes, même instruites, qui l'entourent, ne s'aperçoivent pas de la gravité du mal, et ne fassent prévenir le médecin que plusieurs heures après, alors que l'on reconnaît tous ses progrès par l'abaissement du pouls et de la température ; en voici un exemple :

Le 22 juin, une jeune personne de 27 ans, rue de Provence, 42, fut prise, à 4 heures du matin, (ses règles ayant paru la veille) de diarrhée peu abondante, de crampes modérées et de vomissements peu fréquents ; visitée à 4 heures de l'après-midi, par M. le docteur Caffe, le symptôme dominant, qu'il put de suite constater, fut un refroidissement très prononcé de toutes les extrémités, insensibilité du pouls, cyanose de la face, de la sclérotique et des mains. On parvint rapidement, par des prescriptions opportunes, à suspendre les vomissements et la diarrhée. Les soins multipliés ramènent la chaleur et la circulation pour très peu de temps, puis le froid se prononce de nouveau, en présentant plusieurs de ces alternatives, jusqu'à ce que la malade succombe le 29, à 5 heures du matin.

Les femmes enceintes n'ont point été plus que d'autres épargnées par le choléra. L'enfant succombe toujours avant la mère, et cette condition aggrave nécessairement le pronostic.

En 1832, la Salpétrière n'a pas eu ou presque pas de cholériques; en 1849, c'est l'hôpital qui a le plus souffert, et ce sont les salles les moins aérées qui ont eu le plus de malades. Il est à remarquer que les femmes dites gâteuses ont été épargnées.

Dans le huitième arrondissement, la mortalité des enfants au-dessous de 7 ans a été proportionnellement très considérable.

La cyanose ne nous a point paru être aussi marquée, surtout pour ceux d'entre nous qui ont vu l'épidémie de Marseille; c'était plutôt une teinte vineuse. Les yeux étaient profondément enfoncés dans leurs orbites, cernés d'un cercle brun ou violacé, se cachant sous la paupière supérieure et ne montrant, le plus souvent, au milieu des angoisses et des gémissements du malade, que le blanc de la sclérotique.

Chez une femme prise du choléra dans la nuit, et déjà couchée à la Pitié, pour une maladie antérieure, nous avons vu la saignée donner du sang avec plus de facilité et celui-ci offrir moins de consistance que nous ne nous y attendions.

Les tableaux de mortalité, soit dans les hôpitaux, soit à domicile que nous donnons plus loin, présentent les résultats nécrologiques du 7 mars au 24 juin, par conséquent ceux de la recrudescence qui a eu lieu ce dernier mois; ce sont les journées du 7, du 8, du 9 et du 10 qui ont été les plus cruelles. Le chiffre officiel et le plus élevé est, pour la journée du 10, de 717 décès. Avant la recrudescence les décès ordinaires du choléra étaient de 200 environ.

Ce qui frappe le plus la première fois que l'on voit un cholérique, c'est l'aspect de l'œil, le son éteint de la voix, soufflée plutôt qu'articulée, et la sensation de froid glacial que fait éprouver le contact de l'avant-bras, au moment où l'on cherche les battements de l'artère. L'insensibilité du pouls impressionne bien moins que cette sensation poignante du froid, en quelque sorte actif, puisque l'observation démontre que la température s'élève après la mort, et qu'en réalité, le cadavre se réchauffe.

Les différences entre le choléra algide ou indien et le choléra indigène sont suffisantes pour toujours empêcher de les confondre. Dans ce dernier, les vomissements et les selles sont le plus souvent verdâtres avec un amaigrissement et une décomposition rapide des traits du visage; réfrigération et dépression du pouls, coliques ou douleurs abdominales plus ou moins fortes; mais ni la réfrigération, ni la dépression du pouls ne sont portées au même point que dans le choléra algide. Le corps ne se couvre pas de sueur froide et visqueuse, si ce n'est à l'agonie, et on n'observe pas habituellement surtout l'état cyanosique ou d'asphyxie bleuâtre du choléra algide. Dans le choléra nostras, dès qu'on est maître des vomissements et des selles, on est maître de la maladie. Il n'en est pas ainsi dans le choléra asiatique. En vain a-t-on triomphé des vomissements et du dévoiement, le malade peut succomber aux crampes, à la réfrigération, à l'extinction de la grande circulation, à l'asphyxie et à la stupeur cérébrale.

II.

Caractères du choléra. — Marche de ses phénomènes dans ses diverses périodes.

Il est rare que l'invasion du choléra algide ne soit pas précédée de signes avant-coureurs dont on apprécie mal la valeur dans le commencement de toute épidémie, mais qui, plus tard, deviennent des indices certains de l'imminence de la maladie. Tels sont une faiblesse insolite et sans proportion avec l'embarras ou la douleur de tête, l'oppression de poitrine, le dégoût, la pesanteur d'estomac, les borborygmes incessants : ce sont là les préludes du choléra.

Dès qu'il s'établit de la diarrhée, quelque soit sa nature, si les évacuations sont explosives, avec une émission brusque et plus ou moins abondante des gaz, on dit que le malade a la cholérine. Dans cet état, le moindre surcroît de fatigue, la moindre perturbation morale, la moindre surcharge d'estomac, le moindre excès d'aliment, de boisson ou d'un genre quelconque, peut devenir la cause de l'explosion des accidents cholériques les plus graves et les plus soudains.

Dans tous les cas, dès que les selles liquides d'abord stercorales et jaunâtres, deviennent d'un gris blanchâtre, inodores et analogues à la décoction de riz plus ou moins épaisse, avec diminution et même état albumineux des urines, douleur des reins et augmentation rapide du sentiment de faiblesse, le choléra est commencé.

Si, à ces premiers symptômes, se joignent des vomissements analogues aux selles, si des crampes commencent à tourmenter le malade avec suspension des urines, le choléra est confirmé.

Si, de plus, le visage maigrit rapidement, si la peau devient fraîche, avec dépression du pouls, le choléra est en progrès.

Si les yeux s'enfoncent, en s'entourant d'un cercle bleu, si les vomissements et les selles blanches augmentent avec réfrigération de la langue, en même temps que la peau froide, devient livide et se couvre d'une sueur froide visqueuse, ou même aqueuse, avec extinction du pouls et de la voix, la maladie s'aggrave de plus en plus avec des crampes qui torturent le malade, crampes qui finissent par cesser comme les vomissements et le dévoiement, à mesure que le malade parvient au dernier degré de la faiblesse et à l'agonie. Alors le contact du malade donne la même sensation que celle produite par une grenouille sortant de l'eau.

Si la peau prend une couleur de plus en plus livide ou bleuâtre, surtout le long des vaisseaux veineux; si elle garde les plis qu'on y fait en pinçant doucement le malade, dont la sueur et l'haleine sont froides, on a le spectacle d'un cadavre encore vivant et parlant, car la plupart des cholériques conservent de la connaissance et une voix éteinte jusqu'au moment où ils cessent de vivre.

Après la mort, le corps vivant qui était refroidi au-dessous de l'atmosphère ambiante, le corps, devenu cadavre, se réchauffe en se mettant en équilibre de température avec celle du milieu dans lequel il se trouve.

Telle est la marche des phénomènes du choléra algide, lorsqu'elle est régulière; mais il n'en est pas toujours ainsi: en effet, après des préludes nuls ou insignifiants, on voit les accidents cholériques débuter soudainement :

1° Par des vomissements et un dévoiement incessant avec des crampes;

2° Par des lipothymies ou défaillances, une réfrigération et une extinction telle de la grande circulation que la question devient immédiatement vitale, avant même que la cyanose, c'est-à-dire la couleur livide de la peau, ait eu le temps de s'établir;

3° Soit par un état d'asphyxie, qui amène immédiatement la cyanose et la mort, avec ou sans les vomissements et les selles blanches, mais toujours avec une altération rapide des traits du visage, toujours avec extinction du pouls, du cœur et de la voix, réfrigération et ordinairement sueur froide et visqueuse;

4° Soit enfin que chaque symptôme en particulier: vomissements, dévoiement, crampes, réfrigération ou extinction de la grande circulation, ou stupeur cérébrale venant à dominer, immole séparément le malade.

On peut donc distinguer plusieurs périodes : la Ire caractérisée par les vomissements et les évacuations alvines, par les crampes, l'épigastralgie, le refroidissement; la seconde par la cyanose où la circulation, la respiration, la calorification vont diminuant graduellement jusqu'à l'asphyxie;

la troisième, celle de la réaction, où la chaleur, la sueur et l'urine reparaissent; la quatrième enfin, lorsque la réaction est faible, impuissante et qu'il règne une transition de l'état cholérique à l'état typhoïde.

Quoiqu'il en soit de la marche simultanée ou successive des phénomènes du choléra, cette affection grave n'est point suivie du retour à la santé, sans une réaction vitale et fonctionnelle proportionnée à son degré d'intensité.

Si la chaleur, la grande circulation, les forces se réveillent peu à peu et simultanément, c'est du meilleur augure. Si un seul de ces phénomènes se rétablit, par exemple la chaleur, sans que le pouls et le cœur se relèvent, sans que le malade sente sa faiblesse ou son mal, il faut se défier de sa position, voilà pour la réaction vitale.

Une sueur générale, chaude et aqueuse, avec une chaleur douce, un pouls développé, ondulant, avec cessation successive des douleurs, des crampes, des vomissements et des selles blanchâtres, un sentiment de mieux être et de retour des forces, annoncent la convalescence; mais celle-ci ne sera pleinement assurée contre les récidives que lorsque le cours des urines sera parfaitement rétabli.

Si la sueur n'est que locale, si le pouls reste déprimé, si les traits du visage ne reprennent pas de l'expression, si l'oppression, l'angoisse épigastrique ou précordiale, le prostration, l'anéantissement, les vomissements et le dévoiement continuent, on doit craindre une terminaison fatale, sans, toutefois, que l'état le plus grave autorise à désespérer absolument du malade.

III.

Nature du choléra.

Depuis la cessation de l'épidémie de 1832, des cas isolés et rares de choléra asiatique ont continué à se montrer çà et là par intervalles, comme pour attester la permanence du germe funeste apporté par le fléau indien. Au bout de seize années révolues nous voyons reparaître une épidémie de même nature que la première, qui débute à la même époque de l'année, vers l'équinoxe du printemps.

En présence de ces faits, faut-il croire que le choléra asiatique a de la tendance à se naturaliser parmi nous, et que, pareil à la variole au VIe siècle, et à la syphilis vers la fin du XVe, nous avons à inscrire une maladie de plus dans nos cadres nosologiques?

Nul doute que le choléra ne soit le résultat d'un empoisonnement miasmatique, car l'anhématosie, ou l'impuissance du sang à s'artérialiser, en se combinant avec l'oxigène, en est le fait capital, d'où résultent l'arrêt de la circulation, l'absence de calorification, puis les troubles du système nerveux ganglionnaire, et ceux du système cérébro-rachidien manifestés par les crampes; en même temps des déjections abondantes par le haut et par le bas, sans paix ni trêve, enlèvent les fluides de l'économie et le sérum du sang qui contient en solution la fibrine et les sels alcalins; mais, après avoir reconnu une intoxication, comme si les éléments du sang étaient séparés par l'action de la pile, nous sommes forcés d'avouer notre impuissance et de ne point aller au delà de ce fait d'intoxication du sang lui-même par l'élément cholérique.

Ce que nous savons, c'est que c'est un fléau immense, d'autant plus redoutable qu'inconnu dans sa cause immédiate, il éclate, frappe et disparaît sans laisser après lui aucun enseignement sur le moyen d'en empêcher l'explosion, ou d'en prévenir le retour.

Car il faut être facile pour se contenter des mots d'influences cosmiques, sidérales, électro-magnétiques et d'autres semblables.

IV.

Anatomie pathologique.

Les nécroscopies n'ont pas plus résolu les questions relatives à la cause intrinsèque de la maladie, que les études météorologiques n'ont éclairci celle de ses causes extrinsèques; car, dans une maladie dont l'atteinte est aussi soudaine, qui peut tuer en très peu d'heures, et même d'une manière foudroyante, quel compte l'observateur réfléchi peut-il tenir de lésions évidemment consécutives à la maladie, et qui ne sont que des effets d'une cause qui nous échappe encore? L'estomac et le tube digestif sont remplis de ces matières constituant les évacuations cholériques analogues à l'eau de riz. Le sang est poisseux, accumulé dans le système veineux, ressemblant à de la gelée de groseilles; la rougeur de l'intestin disparaît par l'injection d'une des artères gastro-épiploïques, preuve qu'elle n'est que congestive; les cavités gauches du cœur sont presque toujours vides; les droites, au contraire, remplies d'un sang noir, presque coagulé, rappelant l'aspect du raisiné.

Quant aux centres nerveux, les sinus de la dure-mère cérébrale et rachidienne sont gorgés de sang; l'arachnoïde est enduite d'une sorte de vernis; la pie mère congestionnée, la substance nerveuse, soit de l'encéphale, soit de la moëlle, généralement intacte.

V.

Causes.

Les maladies pestilentielles ne sont pas de celles dont il soit donné à l'homme de pénétrer l'origine, ni de connaître le principe. Tout est invisible, mystérieux, tout est produit par des puissances dont les seuls effets se révèlent à nous. Contentons-nous d'accepter comme un fait le principe pestilentiel lui-même, de rapporter à ce principe le caractère épidémique, le mode de propagation et l'action terrible du fléau.

Les influences telluriques, telles que celles résultant de la nature des terrains primitifs ou d'alluvion, la diminution de l'intensité magnétique, les brouillards terrestres, sont tout-à-fait hypothétiques.

Les conditions atmosphériques sont sans doute modifiées, mais en quoi? Est-ce la composition, la sécheresse, la température de l'air, quand le choléra n'est pas arrêté par les climats les plus contraires; cependant sa naissance dans un des climats les plus chauds du globe, ses progrès retardés par le froid, sa recrudescence au printemps, prouvent une influence marquée des saisons. C'est là le seul fait que l'on puisse regarder comme positif, car il n'est pas permis d'assigner une limite aux variations de température observées dans les différentes épidémies. L'humidité paraît lui être favorable, mais, en résumé, les calculs statistiques les plus concluants semblent démontrer qu'en général, ni les variations de température, ni la nature des vents, leur direction, la différente exposition des lieux, n'influent sur le développement, la nature et l'intensité du choléra épidémique.

Mais il est facile de pressentir comment les conditions hygiéniques peuvent agir au moins comme causes secondaires dans la production du choléra. Les conditions de salubrité ont la plus grande importance. Tous les lieux élevés, réunissant les conditions d'espace, d'aération et de propreté, ont été beaucoup moins maltraités. A Constantinople, à Smyrne, comme à Moscou, Berlin, Londres, Paris et Lille, les quartiers composés de ruelles étroites et basses ont, au contraire, été le théâtre des plus grands ravages; ce principe cependant n'est point absolu : ainsi en 1832, la rue St-Dominique-St-Germain, large, spacieuse, riche, a eu 38 décès pour 1,000 individus, tandis que la rue de la Harpe, sinueuse, pauvre, n'a eu que 20 pour 1,000; mais à côté on voit les quartiers des Tuileries, de Montmartre, de la chaussée d'Antin, de la place Vendôme, n'avoir que 8 pour 1,000, et ceux de l'Hôtel-de-Ville, de la Cité, 53, 52 pour le même nombre de 1,000.

Si le choléra n'est pas contagieux, nul doute cependant qu'il ne se propage avec les grandes masses d'hommes, comme les armées, les caravanes; qu'il ne puisse se former des foyers d'infection par les émanations des malades réunis en grand nombre sur un point; les logements en commun de la rue de la Mortellerie ont vu emporter presque tous leurs hôtes; les foyers infects des paysans russes, les caves des mendiants de Hambourg, des ouvriers de la Belgique, de la Flandre Française, ont été décimés en 1831 et 1832. Le rôle particulier que jouent l'encombrement et le défaut d'aération suffisante dans l'intensité de la maladie résulte d'observations faites récemment à la Salpétrière.

Le régime est au nombre des causes prédisposantes les plus essentielles; partout l'ivrognerie, l'abus des alcooliques, ont été signalés comme ayant déterminé plus spécialement les atteintes de la maladie chez ceux qui s'y livraient.

VI.

Contagion.

Le choléra épidémique n'est point contagieux par contact et inoculation, mais il peut se propager par infection; comme toutes les épidémies dont le foyer peut se déplacer, il est susceptible d'être transporté au loin par une armée et par certaines relations, pour éclater tout à coup à certains points donnés. Ce n'est plus là une maladie contagieuse, n'atteignant que les individus mis en contact et dont on peut suivre les progrès pas à pas, comme à l'aide d'une chaîne non interrompue. L'étude des épidémies du choléra nous fournit de nombreux exemples de sa propagation par déplacement du foyer primitif. Une preuve des plus rassurantes sur la nature non contagieuse du fléau est le peu d'action qu'il exerce sur les différentes personnes qui par état ont été appelées à passer le temps de l'épidémie près des malades, et notamment sur les médecins. A Paris, sur 2,035 individus employés dans les hospices et hôpitaux civils, tant sédentaires que temporaires, il y a eu seulement 164 victimes.

Si la maladie est produite par des courants atmosphériques, comme on peut le présumer, cela explique comment certains quartiers, certaines rues, certaines maisons sont plus particulièrement frappés, quand ils se trouvent d'ailleurs dans d'excellentes dispositions. L'identité ou l'uniformité de régime, en plaçant les individus dans des conditions analogues d'habitation, de travail et de nourriture, peut aussi rendre raison des ravages observés dans quelques grands établissements ou communautés et indépendamment de la nature plus ou moins virile de la population. Celle de la Salpétrière, faible et caduque, fut cependant épargnée en 1832; en 1849, nous voyons 53 cas de choléra à Saint-Lazare, sur un chiffre de 1,200 habitants de la maison; et dans la communauté des sœurs de Saint-Vincent de Paule, rue du Bac, nous reconnaissons 36 décès cholériques sur un chiffre de 600 religieuses.

Récemment le choléra a éclaté dans la prison pénitentiaire de Tours, où, sur 80 prisonniers, plus de la moitié a été atteinte dans les premières quarante-huit heures.

Ces faits ne sont point favorables à la doctrine de la contagion, ils prouveraient tout au plus l'influence prédisposante de la vie claustrale, celle si souvent reconnue de l'agglomération des individus, en tenant un compte rigoureux d'ailleurs des circonstances de ventilation des salles communes, des dortoirs, de toutes celles architectoniques, des constructions ou habitations.

Un fait capital ressort de l'examen de cette question, c'est que jamais on n'a vu le choléra se communiquer comme le typhus nosocomial ou la peste. Les débats, portés à l'Académie nationale de médecine, établiront encore mieux, pensons-nous, cette vérité.

VII.

Traitement.

Sans se laisser entraîner par un fatalisme aveugle, on peut néanmoins reconnaître, qu'il y a dans la nature même des maladies pestilentielles un caractère de malignité qui doit trop souvent paralyser nos efforts ; on conçoit que les moyens dont la science dispose doivent plus souvent rester impuissants dans ces maladies que dans les autres. Il en résulte que dans l'absence de tout traitement spécifique, il faut surtout s'attacher à l'étude des troubles de l'organisme malade, et déduire de cette observation attentive les règles d'un traitement rationel.

Ce traitement est prophylactique ou curatif.

Le traitement prophylactique se fonde sur la nécessité de se préserver de l'humidité, sur le danger d'une alimentation insuffisante ou celui des excès de tout genre, sur l'importance d'un régime sain et modéré, et sur l'avantage de la quiétude et de la fermeté d'âme.

Mais il ne faut pas borner ces recommandations à des écarts que le luxe ou l'aisance seuls peuvent permettre; il faut surtout les adresser à ceux qui se livrent à une grossière intempérance.

L'assistance publique doit, de plus, largement venir en aide à ceux que leur complet dénuement laisse sans défense, en les privant du nécessaire.

L'épidémie cholérique est presque toujours précédée de signes avant-coureurs, grippe, influenza, mais surtout d'un trouble dans les fonctions digestives dont la sensibilité semble exagérée et d'affections diarrhéïques; la cause épidémique n'a pas seulement frappé des hommes; souvent elle a été accompagnée ou précédée d'épizooties sur les brebis, les poules, les animaux de basse-cour. Au prélude on a signalé un fait de coïncidence surtout curieux, la disparition de quelques oiseaux migrateurs et, dans quelques lieux, celle des corneilles.

C'est surtout à ces préludes qu'il faut s'attacher, en leur attribuant dès l'abord de l'importance, et, regardant comme graves les moindres dérangements de santé, les soigner en conséquence. C'est ainsi que, saisi dès ses moindres prodromes, le choléra peut être prévenu dans son attaque, ou celle-ci être puissamment et heureusement modifiée.

Porter une ceinture de flanelle à nu sur l'abdomen,

prendre des précautions contre le froid humide, éviter les aliments crus ou indigestes et flatulents, avoir de la réserve en toute choses, telles sont les premières indications à suivre.

Si les digestions sont pénibles, la bouche mauvaise, la langue saburrale, un léger purgatif salin, avec le sulfate de soude ou le citrate de magnésie, peut être utile.

Pour peu qu'il y ait de la diarrhée, des borborygmes, des coliques surtout après le repas, le malade doit être mis au lit et garder la diète la plus sévère. Des cataplasmes, des bains, des boissons féculentes, quelques préparations opiacées doivent trouver leur application.

Il y a d'autres phénomènes précurseurs que ceux qui tiennent au système digestif, ce sont ceux placés sous la dépendance du système nerveux, tels sont les vertiges, les lassitudes générales, l'affaiblissement musculaire, une sorte d'inertie sous laquelle la volonté succombe : le repos au lit, les frictions chaudes et sèches, la transpiration provoquée par le thé, la menthe, la mélisse, la camomille, sont indiqués.

Les indications tirées des prodromes sont donc variées, mais elles ont surtout une extrême importance, puisque, suivies en temps opportun, on peut faire avorter la maladie avant qu'elle ait éclaté; considération qu'il ne faut jamais perdre de vue, et qui montre combien l'absence de signes précurseurs est funeste, puisqu'elle ne permet pas de compter sur cette chance de salut.

CHAPITRE II.

TRAITEMENT DU CHOLÉRA DANS SES DIVERSES PÉRIODES.

I.

Nous avons rapidement tracé l'histoire du choléra dans ce qu'elle a d'important ; de plus longs développements seraient tout-à-fait inutiles ; il ne suffit pas de connaître le mal, il faut surtout le traiter et lui disputer ses victimes ; la science est peu de chose sans l'application de ses vérités : c'est ce que fait l'art par les ressources de la médecine et de l'hygiène, soit privée, soit publique, surtout en temps d'épidémie.

Nous avons dit quelques-unes des précautions les plus propres à s'en garantir ; mais quelquefois des répétions ne sont point oiseuses, quand il faut bien faire pénétrer la vérité dans tous les esprits. Pour procéder avec ordre et clarté, nous exposerons la série des moyens les plus convenables à chacune des phases successives de la maladie, en faisant l'histoire du traitement aussi complète que possible.

Nous diviserons donc le sujet comme il suit : période prodromique, cholérine, choléra confirmé ou algide, réaction, état pyrétique ou fébrile consécutif.

II.

Période prodromique.

Tous les phénomènes du choléra, dans leur ensemble et dans leur succession, nous montrent l'organisme gravement affecté par une cause morbifique spéciale, par un principe délétère, qui agit à la manière des poisons. Imperceptible à nos sens, cette cause ne nous est révélée que par ses effets ; nous n'avons donc aucune possibilité d'agir directement contre elle et par conséquent point d'indications curatives à en déduire ; mais trois faits sont constatés, c'est que le plus souvent le choléra a des symptômes précurseurs, c'est qu'il est surtout funeste aux constitutions faibles, valétudinaires, détériorées, et qu'il est surtout dangereux dans les lieux resserrés, bas, humides, où l'air n'est pas suffisamment renouvelé.

C'est à ces faits essentiels qu'il faut s'attacher, puisque nous sommes privés d'un spécifique anti-cholérique, d'un médicament qui agisse comme la vaccine, le mercure et le quinquina, sur la variole, la syphilis ou la fièvre. Il serait à désirer que cette vérité fût plus généralement connue, qu'elle descendit très avant dans le public : *que les cas de choléra foudroyants sont rares ; que le choléra s'annonce presque toujours par des troubles avant-coureurs pendant lesquels un bon traitement parvient souvent à le conjurer, et que plus on s'éloigne de cette époque, plus aussi les chances de succès diminuent.*

Le défaut d'appétit, le dégoût pour les aliments, l'amertume de la bouche, la bouche pâteuse ou fade, le gonflement de l'estomac et de tout le ventre pendant la digestion, les borborygmes, les coliques légères, le sentiment de faiblesse, la pesanteur de tête, une sorte de torpeur, tous ces malaises exigent que l'on exerce une surveillance attentive sur l'alimentation, que l'on évite les veilles, les excès, la fatigue, les émotions vives; si l'appétit manque, il n'en faut pas moins soutenir les forces par de bons bouillons, des potages, après lesquels on peut prendre du thé, de l'infusion de menthe, de camomille et de feuilles d'orangers; dans l'intervalle des repas on boira peu, mais on prendra quelques pastilles de menthe, des pastilles de quinquina, on mâchera des parcelles de rhubarbe, en ayant soin d'avaler la salive; un peu d'eau de seltz convient également.

Si cet état se prolonge, s'il survient des nausées, des envies de vomir sans résultat, on insiste sur les moyens précédents; on emploie avec avantage l'eau de menthe poivrée, dont on imprègne un morceau de sucre ou dont on prend une petite cuillerée étendue dans l'eau sucrée. Les aliments les plus convenables sont les potages avec le bouillon dégraissé, au vermicelle, au riz, les côtelettes de mouton, la volaille point trop grasse, le bœuf rôti un peu saignant.

Si l'on doit user d'un remède, on prendra un évacuant minoratif; le meilleur est la solution de 30 à 40 grammes de sulfate de soude ou sel de glauber, dans 4 verrées d'eau. L'expérience démontre que les signes du malaise gastro-intestinal cèdent très heureusement à ce moyen, mis en pratique et également conseillé dans les deux épidémies.

S'il se manifeste une indigestion, on préférera l'assimilation à l'élimination des aliments arrêtés dans l'estomac; pour peu qu'il y ait de tendance à la première de ces terminaisons, il faut s'appliquer à la favoriser par du thé, de la menthe, donnés en petite quantité ou par de l'eau de menthe, si l'on répugne à boire. Si les symptômes d'indigestion continuent, on provoquera le vomissement par la titillation de la luette, par de l'eau tiède ou 50 à 75 centigrammes d'ipécacuanha.

Il faudra toujours se mettre au lit, du moins après le vomissement, se couvrir le ventre de flanelles chaudes et provoquer une douce transpiration qui sera entretenue par le calme et l'immobilité la plus parfaite.

Si l'indigestion se termine sans vomissement, dès que le malade se sentira l'estomac libre, on s'occupera d'exciter et d'entretenir la transpiration par quelque boisson théiforme chaude et les autres moyens précédemment indiqués.

III.

Cholérine.

Les nausées, les maux de cœur, les autres malaises indiqués se sont aggravés. De la diarrhée, quelques vomissements spontanés paraissent. Les matières rejetées, quoique non semblables à de l'eau de riz, ont un léger sédiment pultacé, sont inodores, ressemblent à du petit-lait trouble.

Dès lors la maladie est imminente; il est de la plus haute importance d'empêcher son développement ultérieur. On doit agir sans retard; pour cela :

On fait prendre un bain de pieds très chaud, en augmentant graduellement la température de l'eau. On essuye les pieds avec du linge chaud.

Au sortir du bain de pieds, on fait coucher le malade dans un lit bassiné. On applique sur le ventre un large cataplasme de farine de lin, bien chaud, arrosé de laudanum.

On peut varier la préparation du cataplasme avec la décoction de tête de pavot, le son de froment, l'amidon. — Il sera toujours utile de le recouvrir de flanelle ou de taffetas gommé.

En même temps que le cataplasme est appliqué sur le ventre, on fait boire, de demi-heure en demi-heure, une tasse d'infusion légèrement sucrée de camomille romaine, de menthe, de sauge, d'hysope ou de verveine des Indes.

On calme le dévoiement en donnant un quart de lavement avec sept à huit grandes cuillerées d'eau, une cuillerée d'amidon et sept à dix gouttes de laudanum liquide de Sydenham.

A la place d'amidon on pourra employer un ou deux jaunes d'œufs frais et même avec le blanc.

Si la diarrhée résiste aux boissons qui provoquent la sueur, on associera, pour faire prendre, à la température qui flattera le malade, soit de l'eau de riz plus ou moins épaisse, soit de l'eau panée, soit une décoction de salep.

On consultera l'impression produite, l'appetence particulière. Pour cela on pourra faire avaler de petits morceaux de glace. Si la tendance au vomissement persiste, on prescrira par cuillerées la potion suivante :

Sirop d'éther.	par parties égales.
Eau de menthe	
Eau de fleurs d'oranger. .	

Le sirop d'éther pourra être remplacé par celui de gomme ou de capillaire, avec addition de 25 à 30 gouttes d'éther sulfurique par once; si cette potion ne calmait pas encore les vomissements, on y ajouterait quelques gouttes de laudanum liquide, par cuillerée. Il peut être quelquefois avantageux, pour modérer la première impression des excitants sur l'estomac, d'ajouter à la mixture quelque peu de mucilage de salep.

Si, après quelque temps de séjour au lit, la moiteur ne s'établit pas, ou si elle existe sans soulagement notable, avec pesanteur de tête, on peut tenter une petite saignée de bras, de 120 à 150 grammes. S'il y a une sensibilité très vive à l'épigastre, on peut tenter une application de sangsues, dont on laisse saigner les morsures sous un cataplasme, ou même au moyen de ventouses.

Si les vomissements sont bilieux, mais sans vives coliques ou sensibilité à l'estomac, que la langue soit épaisse et pâteuse, la solution de 30 grammes de sulfate de soude dans du bouillon d'herbes, par verrée, de demi-heure en demi-heure, sera indiquée; l'effet évacuant serait immédiatement suivi de la potion calmante indiquée, ce moyen très doux fait cesser les mouvements intestinaux, ainsi que le dévoiement, même s'il existait déjà à l'état blanchâtre.

Des symptômes de turgescence bilieuse plus prononcés peuvent faire donner la préférence à l'ipécacuanha sur le sulfate de soude.

Si la réaction se prolonge, en prenant le caractère d'un mouvement de fièvre continue, on la traitera comme toute autre fièvre, c'est-à-dire, par la diète, les boissons délayantes, etc.

Si l'état fébrile prenait un caractère intermittent, ou seulement rémittent, ou, pour mieux dire, qu'il y eût le moindre frisson, on donnerait la quinine en lavement, à la dose de de 30 à 60 centigrammes dans la solution d'amidon ou la décoction de salep, avec addition de quelques gouttes de laudanum.

IV.

Diarrhée cholérique. — Choléra algide.

Du moment où les déjections, vomissements ou diarrhée, deviennent analogues à la décoction de riz, où la faiblesse augmente, le choléra est confirmé. Les urines se suppriment, la voix se casse; on remarque un amaigrissement rapide du corps avec altération profonde des traits du visage et enfoncement des yeux. Les crampes peuvent précéder ou suivre ces symptômes; elles indiquent en général plus d'intensité dans la maladie.

Si la diarrhée est très abondante, sans coliques, on peut débuter par donner l'ipécacuanha.

On applique des sinapismes aux deux jambes, aux

deux bras, même sur le creux de l'estomac; on les renouvelle en les changeant de place.

On applique des cataplasmes comme il a été indiqué; on les remplace par de l'étoffe de laine, surtout du molleton trempé dans l'eau chaude, tordu, dont on entoure le torse depuis la poitrine jusqu'au bassin.

On peut remplacer la laine par du feutre, ou bien envelopper le malade dans une couverture de laine sèche.

En même temps, on administre l'essence de menthe à la dose deux à quatre gouttes versées sur un morceau de sucre que l'on fait fondre dans l'infusion de menthe ou de camomille, mélange que l'on fait boire et que l'on renouvelle selon le besoin, si l'organisme ne répond pas par une réaction convenable.

Si les sinapismes n'agissent pas, on emploie :

Les frictions simultanées sur les quatre membres et l'épine du dos, par quatre personnes, avec un morceau de laine rude, sèche ou trempée dans de l'eau et du vinaigre très chauds, frictions faites autant que possible sous les couvertures;

La percussion, le massage, l'urtication, des bouteilles de grès, des briques chaudes, des sachets de son, de sable.

On emploie aussi le liniment suivant :

Alcool aromatique.	250 grammes.
Ammoniaque	12 ou 15 gr.
Huile essentielle de térébenthine. .	15 ou 20 gr.

Avec un bouchon de laine trempé dans ce mélange, on frotte les membres et l'épine du dos.

Ou bien le liniment hongrois ainsi formulé :

Vinaigre.	250	grammes.
Eau-de-vie	500	*id.*
Farine de moutarde .	16	*id.*
Camphre . . , .	8	*id.*
Poivre.	8	*id.*
Une gousse d'ail.		

Faites infuser pendant 3 jours.

La réaction se faisant attendre, un moyen énergique consiste dans l'application de bandes imbibées de liniment alcoolique, avec mélange d'ammoniaque ou d'essence de térébenthine, sur lesquelles on promène un fer chaud, le long du rachis.

Il ne faut point oublier que le cholérique ne s'échauffe plus guère qu'à la manière d'un corps inerte, et qu'il faut surtout s'attacher à ranimer la calorification en excitant le système nerveux.

Si l'essence de menthe, donnée de la manière indiquée, échoue pour provoquer la réaction, on peut en augmenter la dose, portée jusqu'à 10 gouttes par un médecin de Gand, étendues dans un verre à liqueur de vin blanc ou d'eau-de-vie.

On administre encore l'éther, saturé de camphre, dans une cuillerée d'eau ou de café, ou sur du sucre.

La teinture de la sœur de charité, ainsi formulée ;

Racine d'angélique.	32 grammes.
— de calamus aromaticus . .	*id.*
— de grande aulnée. . . .	*id.*
— de gentiane.	*id.*

Faire macérer dans un litre d'eau-de-vie de genièvre,

pendant 3 ou 4 jours, et filtrer. Dose, une cuillerée et demie à bouche, équivalent d'un verre à liqueur; si besoin est, après une demie heure, on en ordonne un autre verre.

Un remède d'une énergie encore plus grande est la mixture de Strogonof, composée ainsi :

Teinture éthérée de valériane . . .	8 parties.
Teinture anodine d'hoffmann	*id.*
Teinture de noix vomique.	4 parties.
Teinture d'arnica fleurs et racines . .	*id.*
Teinture d'opium.	6 parties.
Essence de menthe	2 parties.

On en donne de quinze à vingt gouttes dans du vin blanc, de préférence avec du sucre, et on réitère au besoin. C'est un stimulant puissant qui ne doit être employé que par un homme de l'art.

Dans la généralité des hôpitaux de Paris, en dehors de ces moyens stimulants directs, on a beaucoup employé l'acétate d'acamoniaque ou esprit de Menderérus, soit par cuillerées à café dans une infusion de sureau, de menthe, soit en potion associé au laudanum; le grog l'a été dans quelques circonstances, dans la pratique civile, ainsi que le vin de Madère, le café.

On a très communément aussi employé les vésicatoires et les ventouses scarifiées sur l'épigastre, ce dernier moyen surtout qui vient en aide à la saignée, et qui n'a pas l'inconvénient des vésicatoires souvent suivis de gangrène dans la période consécutive.

Quand la réaction a de la peine à s'établir, indépendamment des ventouses, la saignée, qui aide à la circulation et combat la tendance asphyxique, devient nécessaire : la soustraction d'une certaine quantité du sang qui s'accumule et s'épaissit dans les gros vaisseaux, en agissant d'une manière mécanique, facilite le jeu du cœur et des poumons.

Lorsque la période de réfrigération se maintient ou se montre presque d'emblée, avec un refroidissement, pour ainsi dire, subit du corps qui ne tarde pas à devenir cadavéreux, avec la dépression du pouls, après avoir cherché à ranimer la chaleur par les moyens tant internes qu'externes, si les premières cuillerées de boissons chaudes ne sont pas tolérées, on en viendra de suite à l'éther saturé de camphre et à la glace.

La glace prise par petits morceaux est vivement désirée par les malades, et il faut tenir compte de l'appétence particulière qu'ils éprouvent pour cette substance comme indication de son utilité; elle ne convient pas dans les préludes, moment de l'emploi des substances chaudes, mais bien à une période plus avancée.

Comme ressource précieuse, et dans des cas les plus graves, on a employé avec bonheur les affusions d'eau froide; on a ranimé la circulation, rappelé la chaleur, en plaçant le malade sur un lit de sangle incliné, la tête un peu relevée, et lançant par nappes de la tête aux pieds, pendant une minute, de l'eau puisée dans un baquet; puis le replaçant doucement dans son lit modérément chauffé, appliquant des serviettes chaudes sur la région du cœur et frictionnant les membres avec de la laine ou de la flanelle; c'est alors qu'il faut suivre particulièrement le goût du malade pour les boissons tièdes ou froides.

Des personnes ont dû la vie à l'emploi alternatif des affusions froides instantanées et des frictions avec des éponges ou des bouchons de linge trempé dans du vinaigre chaud, pur ou coupé.

Pour apprécier toute l'importance des affusions, il suffit de se rappeler la réaction vitale qui suit la projection de l'eau froide dans une lipothymie, qui a refroidi, suspendu le sentiment et en partie la grande circulation.

Une dernière réflexion sur la saignée et l'opium :

La saignée réussit surtout avec un commencement de réaction, elle diminue la stase d'un sang peu propre à entretenir la vie. Elle n'est point antiphlogistique, mais antiasphyxique.

L'opium émousse la sensibilité nerveuse, calme les crampes et le dévoiement. Il est surtout utile au début des accidents cholériques ; mais, associé à la menthe ou à l'éther, à l'acétate d'ammoniaque à dose modérée, il relève la grande circulation, favorise la moiteur et provoque même la sueur.

V.

Réaction.

Quand la circulation se rétablit lentement, que la chaleur gagne insensiblement les parties refroidies, si elle est douce, halitueuse, si le facies change, si les selles deviennent jaunâtres et que les urines reparaissent, la réaction est franche et du plus heureux augure. Des boissons délayantes, acidules, l'eau de seltz, sont alors seules convenables.

Si cette réaction est trop vive, tumultueuse avec orgasme et mouvement congestif surtout du côté de la tête, il y a souvent indication de la saignée pour la modérer et l'on doit faire usage des affusions froides sur le front. Quand elle se prolonge, la médecine est trop souvent désarmée dans ce cas, soit par suite de l'épuisement extrême des malades qui ne permet pas de tirer du sang, soit par l'usage déjà impuissant que l'on a fait de toutes les médications actives. C'est dans ce passage à une forme nouvelle typhoïde que tout doit être laissé à l'appréciation et à la sagacité du médecin.

VI.

Fièvre consécutive.

L'intensité de cette fièvre est proportionnée à l'intensité des accidents cholériques qui l'ont précédée. Dans les atteintes légères, connues dans le public sous le nom de cholérine, la réaction n'a pas toujours un caractère fébrile bien prononcé, et lorsqu'il y a fièvre, elle ne dure guère au-delà de vingt-quatre heures. Mais lorsque les symptômes du choléra ont été très graves, lorsqu'il y a eu déjections, crampes, angoisse précordiale et quelque nuance de coloration bleue, la fièvre de réaction est à elle seule une maladie considérable; elle peut, comme toutes les fièvres continues, se compliquer d'accidents très variés et dégénérer en typhus.

Les accidents cérébraux sont surtout à craindre, lorsque dans le traitement de la maladie primitive, on a prodigué outre mesure les remèdes excitants, les opiacés ou les saignées. L'excès des deux premières médications amène des congestions cérébrales actives dont il n'est pas toujours possible de prévenir les suites. L'excès des émissions sanguines détermine des congestions passives et une stupeur auxquelles il est plus difficile encore de porter remède.

Les indications qui naissent de ces divers accidents sont les mêmes que dans le traitement des fièvres cérébrales et des typhus ordinaires.

Si la stupeur est sans fièvre, avec un cœur et un pouls faibles, on peut recourir au vésicatoire à la nuque, au quinquina, à l'eau vineuse et surtout à de petites quantités répétées de bouillon froid.

S'il y a rougeur du visage, plénitude du pouls, on a recours aux sangsues derrière les oreilles ou aux mastoïdes, aux rubéfiants sur les membres inférieurs, à des vessies remplies d'eau froide ou à des irrigations sur la tête, ainsi qu'aux boissons acidules, analeptiques et féculentes, et au bouillon froid.

VII.

Convalescence.

La convalescence du choléra est caractérisée par un état d'épuisement et d'énervation qui exige les soins les plus délicats. Les forces reviennent lentement après une secousse si forte, qui s'est attaquée aux sources même de la vie. Lougtemps après que la fièvre a cessé, le pouls conserve de la faiblesse, tantôt avec ralentissement remarquable, tantôt avec un peu d'accélération. Lès digestions sont lentes et difficiles; mais ici, comme dans toutes les convalescences de maladies graves, la faiblesse est accompagnée d'une grande irritabilité, les digestions sont pénibles. La gastralgie, la dyspepsie flatulente cèderont à quelques amers pris avec réserve et mêlés aux aliments : La persistance de la diarrhée au diascordium seul ou uni au nitrate de Bismuth, au cachou. Mais les moyens de régime suffiront le plus ordinairement pour rétablir les forces, dont un bon choix d'aliments, l'usage modéré d'un vin généreux sont les principales conditions. C'est alors surtout que l'hygiène est nécessaire et la moindre infraction à ses règles dangereuse; c'est alors qu'il faut scrupuleusement s'abstenir de tout écart et régler ses habitudes sur les conditions les plus sévères de la tempérance.

VIII.

Récapitulation et prédominances symptomatiques.

Nous ne citerons que pour mémoire des remèdes tentés par divers médecins, tels que l'huile de cajeput, le guaco, le haschisch, le chloroforme, les inspirations d'oxigène ou de protoxide d'azote, le poivre de cubèbe, etc.

Mais nous croyons utile de rappeler une série de moyens propres plus spécialement à combattre la prédominance de tel ou tel symptôme.

Vomissement. 1° Eau de Selz.

2° Magistère de Bismuth, de 50 centigrammes à 1 gramme.

3° Poudre de racine de Colombo, seule ou associée au sous-nitrate de Bismuth.

4° Charbon de fusin parfaitement charbonné et porphyrisé.

5° Bouillon de bœuf froid, par cuillerée.

6° Eau albumineuse.

Dévoiement, 1° Magistère de Bismuth associé à 40 ou 50 centigrammes de charbon de fusin, et une cuillerée à café de sirop diacode.

2° Décoction de racine d'arnica, de 15 à 35 grammes, avec 60 centigrammes de cachou dans 120 grammes de véhicule.

8° Diascordium avec le sous-nitrate de Bismuth.

Crampes. 1° Frictions avec l'huile camphrée laudanisée.

2° L'éther acétique camphré.

3° Le chloroforme.

4° Ligature momentanée des membres.

Oppression. Angoisse précordiale. Sensation d'une barre à l'estomac. 1° Selon l'état du pouls, saignée, ventouses scarifiées à la base de la poitrine. — Ventouses sèches, ou avec sangsues à l'épigastre.

2° Respiration de l'acide acétique.

3° Courants électriques ou électro-magnétiques.

4° Frictions avec la flanelle arrosée de vinaigre chaud, simple ou aromatique.

Langueur de la grande circulation.

1° Boissons aromatiques avec l'essence de menthe.

2° Vin de Madère, d'Alicante, teinture de la sœur de Charité, punch. — Vin de Bagnol.

3° Bouillon de Bœuf froid.

Il faut ici prendre garde d'étourdir la vie sans relever le pouls, et passer sagement des toniques alcooliques aux toniques analeptiques.

Refroidissement. 1° Sinapismes, cataplasmes chauds.

2° Frictions simples, vinaigrées, ammoniacales, alcooliques, thérébenthinées, sans découvrir le malade.

3° Urtication.

4° Cruches de grès. — Sachets de son, de cendres, de sable; briques chaudes entourées de flanelle, arrosées d'alcool aromatique ou de vinaigre, formant un bain de vapeur humide.

5° chaufferette de tôle avec calefacteur, ou lampe à esprit de vin placée sous les couvertures soutenues par un cerceau.

6° Couvertures de laine sèches.

7° Infusions aromatiques, café seul, ou aiguisé avec l'esprit de Mendérérus.

8° Ou si l'appétence et une soif impérieuse en commandent l'usage, boissons froides et glace.

IX.

Prophylaxie. — Remèdes.

Préservatifs. — Nous avons reconnu que les vrais moyens de se préserver du choléra, ou du moins de diminuer les chances d'en être atteint, consistaient dans l'observation rigoureuse de toutes les lois d'une hygiène bien entendue, et la nécessité d'attacher de l'importance aux moindres dérangements de santé, qui ont alors de l'importance, soit qu'ils constituent une sorte d'incubation, soit qu'ils se montrent comme un effet très-atténué du génie épidémique. Tous les remèdes vantés comme préservatifs et spécifiques, non-seulement, sont loin de posséder cette propriété, mais encore peuvent être dangereux dans ce sens, qu'inspirant une fausse sécurité, ils peuvent faire négliger les seules précautions utiles.

Cependant plusieurs médecins, en se fondant sur le point d'origine du choléra, la delta du Gange, ont vu une analogie entre sa cause et le miasme paludéen, et, par conséquent, se sont cru autorisés à considérer le choléra comme un accès de fièvre pernicieuse, mortel au premier accès en raison de l'énergie de l'intoxication miasmatique, accès qui ne se renouvelait pas, parce que cette cause s'épuisait dans l'accès même, neutralisée par la réaction, lorsque la nature et l'art en triomphaient. C'est par suite de cette manière de voir que l'on a recommandé l'usage du sulfate de quinine, ou des préparations de l'écorce du Pérou, absolument comme dans les pays marécageux on prescrit, pour se préserver de la fièvre, du vin de quina au Madère, ou autre remède analogue.

CHAPITRE III.

HYGIÈNE PUBLIQUE. — SALUBRITÉ.

I.

Nous n'aurions rempli qu'une portion de notre tâche, dans cette esquisse où nous n'avons tracé que les grandes lignes du sujet, si nous ne la terminions par quelques observations sur les conditions de salubrité et les secours publics.

Pour les conditions de salubrité à l'approche d'une épidémie, c'est le service exact de l'enlèvement des boues et immondices, la netteté de la voie publique, le blanchiment des allées et escaliers par le crépissage ou au lait de chaux, le nettoiement des cours, des paliers, l'observation rigoureuse des ordonnances sur la police sanitaire, l'aération des ateliers et établissements publics, les précautions prises dans les prisons, les casernes; l'affichage fréquent de certaines conditions d'hygiène privée, pour les porter à la connaissance de la classe ouvrière, les propager et autant que possible les rendre obligatoires, montrer sous sa forme la plus bienveillante et la plus tutélaire la sollicitude, le zèle des magistrats, en éclairant, en rassurant la population.

Dans l'organisation des secours, il est un principe qui, selon nous, doit autant que possible dominer tout le reste. Ce sont des infirmeries ou hôpitaux temporaires, pour éviter l'encombrement des malades, leur dissémination sur un plus grand nombre de points, pour éloigner d'autant les chances de propagation de la maladie; ces infirmeries devraient toujours être placées dans des locaux spacieux, où l'air et la lumière puissent circuler librement.

Les dispositions prises en 1832, alors que Lyon était placé sous l'émotion d'une crainte plus vive que celle du jour, peuvent être rappelées et utilisées par l'administration.

Les secours sont de deux sortes: à domicile et dans les établissements temporaires. — L'administration des secours à domicile, dans les grandes villes, rencontrera toujours des difficultés extrêmes et sera trop souvent rendue illusoire par des conditions tristes d'habitation et de dénuement dans lesquelles se trouvent le plus grand nombre de ceux qu'il s'agit de secourir.

Les secours dans des asiles temporaires, où tout est disposé et organisé pour un même but, avec les éléments et le personnel convenables, auront toujours des résultats plus heureux et plus réels.

Nous considérons donc l'établissement d'ambulances, dans un local spacieux, comme une des meilleures mesures à prendre.

On ne saurait donner trop de publicité à la désignation des lieux de chaque arrondissement ou quartier, où il faudrait s'adresser pour les demandes de secours, soit qu'il s'agisse de les donner sur les lieux mêmes, soit de faire transporter immédiatement le malade dans une ambulance ou un asile.

La même publicité doit être donnée par tous les moyens possibles aux moyens généraux toujours convenables avant l'arrivée du médecin; c'est utiliser un temps précieux pour que la médication ne soit point trop tardive; c'est un moyen de dissiper d'absurdes préjugés, ou du moins d'en atténuer les fâcheux résultats.

C'est dans ce sens qu'il faut populariser des instructions claires et précises, qui indiquent à chacun la ligne de conduite à tenir, qui lui serve de règle, et devienne, pour ainsi dire, le catéchisme des familles pendant la durée de l'épidémie.

Plusieurs de ces instructions ont été publiées par le gouvernement russe, par le conseil général de santé d'Angleterre, par la préfecture de police de Paris; ces documents peuvent servir de modèles sur un grand nombre de points. Partout, les conseils de salubrité, les sociétés de médecine s'empresseront de les formuler d'après l'expérience acquise, et d'aider autant qu'il est en eux, par leur action collective, l'activité propre et l'action des administrations municipales.

Si l'épidémie de 1848-49 est souvent aussi dangereuse pour ceux qu'elle atteint, du moins leur nombre est-il bien plus restreint, et son éventualité est-elle bien loin d'inspirer et les mêmes craintes et les mêmes alarmes; cette disposition de l'esprit public est déjà rassurante. Pour notre cité, quand nous avons eu déjà le bonheur d'échapper, en reconnaissant dans le choléra actuel une marche presque identique avec celle de 1832, ne sommes-nous pas bien fondés à l'espérer encore cette année.

Cet espoir ne doit point nous trouver désarmés, et en cas d'invasion, nul doute que le choléra n'étendît ses ravages, si, éclatant à l'improviste, les secours n'étaient point déjà organisés d'une manière convenable.

C'est surtout un fait aussi palpable que consolant, relatif au choléra, que, sous sa forme la plus intense, et dans sa période avancée, il n'y en a pas contre laquelle il soit plus au pouvoir des hommes de se précautionner, soit comme individus, soit comme institutions collectives, en surveillant attentivement la maladie dans sa première période, ou dans les symptômes précurseurs, et en supprimant les causes qui sont des agents connus de propagation dans toutes les épidémies. Ainsi, quoique les évènements ne dépendent pas de nous, il nous est permis d'attendre avec confiance le résultat des mesures que l'expérience et la science ont mis à notre portée, si elles sont appliquées avec résolution et persévérance.

Nous trouverons là certainement plus de motifs de sécurité réelle que dans les conditions géologiques de notre sol, qui ont pu être invoquées. Le choléra suit les cours d'eau, et nous l'avons eu à nos portes, à Bœuf, à Serrières, au Pouzin, en 1832, trois localités séparées, assises sur les bords du Rhône, également dominées à l'ouest par une une chaîne de montagnes, sans qu'il ait dépassé le périmètre où il a surgi et où il s'est éteint.

Nous ne croyons pouvoir mieux faire pour préciser l'objet de cet article, que de reproduire l'instruction contenant les moyens d'assurer la salubrité des habitations, ainsi que l'instruction sur les précautions à prendre durant l'épidémie de choléra-morbus, émanant du conseil de salubrité de Paris.

PRÉFECTURE DE POLICE.

Sur l'avis du Conseil de Salubrité,

ORDONNONS ce qui suit :

I. Les maisons doivent être tenues, tant à l'intérieur qu'à l'extérieur, dans un état constant de propreté sans lequel la salubrité n'en saurait être assurée.

II. Les maisons devront être pourvues de tuyaux et cuvettes en nombre suffisant pour l'écoulement et la conduite des eaux ménagères. Ces tuyaux et cuvettes devront être constamment en bon état, être lavés et nettoyés assez fréquemment pour ne jamais donner d'odeur.

III. Les eaux ménagères devront avoir un écoulement constant et facile jusqu'à la voie publique, de manière qu'elles ne puissent séjourner ni dans les cours, ni dans les allées; les gargouilles, caniveaux, ruisseaux destinés à l'écoulement de ces eaux devront être lavés plusieurs fois par jour et entretenus avec soin. Dans le cas où la disposition du terraain ne permettrait pas de donner un écoulement aux eaux sur la rue ou dans un égout, elles devront être reçues dans des puisards pour la construction desquels on se conformera aux dispositions de l'ordonnance de police du 20 juillet 1838.

IV. Les loges de portier devront être convenablement ventilées.

V. Les cabinets d'aisances devront être disposés et ventilés de manière à ne pas donner d'odeur. Le sol devra être imperméable et tenu dans un état constant de propreté. Les tuyaux de chute devront être maintenus en bon état et ne donner lieu à aucune fuite.

VI. Il est défendu de jeter ou de déposer dans les cours, allées et passages, aucune matière pouvant entretenir l'humidité ou donner de la mauvaise odeur.

Partout où les fumiers ne pourront être conservés dans dans des trous couverts ou sur des points où ils ne compromettraient pas la salubrité, l'enlèvement en devra être opéré chaque jour avec les précautions prescrites par les réglements.

Le sol des écuries devra être rendu imperméable dans la partie qui reçoit les urines; les écuries devront être tenues avec la plus grande propreté; les ruisseaux destinés à l'écoulement des urines devront être lavés plusieurs fois par jour.

VII. Dans les maisons *louées en garni*, le nombre de lits placés dans les chambres à coucher sera réglé proportionnellement au cube de ces chambres et de telle sorte qu'il y ait au moins quatorze mètres cubes par personne. Les chambres devront en outre être convenablement ventilées.

VIII. Les locaux qui ne recevraient pas directement l'air de la rue ou d'une cour suffisamment étendue; ceux dont l'humidité ne pourrait être détruite par une aération convenable, ne pourront être loués en garni pour le coucher.

IX. Indépendamment des dispositions prescrites par les articles qui précèdent, il sera pris, à l'égard des habitations et sur l'avis du Conseil de salubrité, telles autres mesures spéciales qui seraient jugées nécessaires dans l'intérêt de la salubrité et de la santé publiques.

Il est d'ailleurs expressément recommandé de se conformer à l'Instruction du Conseil de salubrité annexée à la présente ordonnance.

X. Les ordonnances de police concernant les fosses d'aisances, les animaux élevés dans les habitations, les vacheries, les puits et puisards, l'éclairage par le gaz dans l'intérieur des habitations, le balayage et la propreté de la voie publique, et tous autres réglements intéressant la salubrité, continueront de recevoir leur exécution dans celles de leurs dispositions qui ne sont pas contraires à la présente ordonnance.

XI. Les contraventions aux dispositions qui précèdent seront déférées aux tribunaux compétents, sans préjudice des mesures administratives qu'il y aurait lieu de prendre suivant le cas.

XII. Les commissaires de police de Paris, le chef de la police municipale, les officiers de paix, le directeur de la salubrité et les autres préposés de la préfecture de police, sont chargés, chacun en ce qui le concerne, de l'exécution de la présente ordonnance qui sera imprimée et affichée dans Paris.

Le Prefet de police,

GERVAIS (de Caen).

CONSEIL DE SALUBRITÉ.

Instruction concernant les moyens d'assurer la salubrité des habitations.

Causes de l'insalubrité des habitations. — La salubrité d'une habitation dépend en grande partie de la pureté de l'air qu'on y respire. Tout ce qui vicie l'air doit donc exercer une influence fâcheuse sur la santé des habitants.

L'air des habitations est principalement vicié par les causes suivantes : le séjour de l'homme et des animaux, la combustion des différentes matières employées au chauffage et à l'éclairage, les fuites de gaz, la stagnation et la décomposition des urines, des eaux ménagères, des immondices de toutes sortes, etc.

Effets de l'air vicié. — Les effets produits par l'altération de l'air des habitations sont toujours graves. Tantôt ils consistent en accidents subits qui, comme l'*asphyxie*, peuvent mettre rapidement la vie en danger ; tantôt ils se manifestent par des maladies aiguës, meurtrières; tantôt enfin, se développant avec lenteur, et par cela même, excitant moins de défiance, ils ne deviennent apparents qu'après avoir jeté de profondes racines et miné sourdement la constitution. L'*étiolement* et surtout *les maladies scrophuleuses* appartiennent à ce dernier ordre d'effets. Enfin, c'est dans les habitations dont l'air est insalubre que naissent et sévissent avec plus d'intensité certaines épidémies dont les ravages s'étendent ensuite sur des cités entières.

Notons ici que l'insalubrité peut exister aussi bien dans certaines parties des habitations les plus brillantes, que dans les plus humbles demeures, et que, d'un autre côté, les plus humbles demeures peuvent offrir les meilleures conditions de salubrité.

Caractères que doit présenter l'air des habitations. — L'air des habitations doit être exempt de mauvaise odeur aussi bien que celui des cours et des rues voisines; il ne faut pas oublier d'ailleurs, que le facile renouvellement de l'air est une condition essentielle de salubrité.

Moyens d'assurer la salubrité des habitations. — Ces résultats ne peuvent être obtenus que de la manière suivante :

Balayage. — Il faut balayer fréquemment non-seulement les pièces habitées, mais encore les escaliers, corridors, cours et passages, en ayant soin de gratter les dépôts de terre et immondices qui résistent à l'action du balai.

Lavage du sol. — Les parties carrelées, dallées ou pavées doivent être, en outre, lavées d'autant plus souvent, que l'écoulement des eaux et l'accès de l'air extérieur seront plus faciles; les planches et les escaliers en bois doivent être essuyés après le lavage. Le lavage, lorsqu'il entraîne à sa suite un état permanent d'humidité, est plus nuisible qu'avantageux.

Le plus ordinairement l'eau suffit pour ces lavages; mais dans les circonstances d'infection et de malpropreté invétérées, il faut ajouter à l'eau environ *un pour cent* de son volume d'eau de javelle (1).

Peinture et lavage des murs. — Quand les chambres d'habitation sont peintes à l'huile, on doit les laver de temps à autre, afin d'enlever la couche de matières organiques qui s'y déposent et s'y accumulent à la longue.

La peinture à l'huile de la façade des maisons, des murs des allées, des cours, des escaliers, des corridors, paliers et même des chambres, est très favorable à la salubrité. Cette peinture qui s'oppose à la pénétration des murs par les matières organiques, assure en même temps leur durée; elle permet, en outre, les lavages dont il est parlé dans le paragraphe qui précède.

Grattage. — Dans le cas de peinture à la chaux, il convient d'en opérer tous les ans le grattage, et d'appliquer une nouvelle couche de peinture.

Papiers de tenture. — Pour ce qui est des chambres ornées de papiers de tenture, il est convenable, quand on

---

(1) A défaut d'eau de javelle, on peut employer le chlorure de soude (*hypochlorite de soude*) préparé, soit en faisant passer du chlore dans une solution de soude à 8 ou 9°, soit en mélangeant 1 kilogramme de chlorure de chaux délayé dans 15 litres d'eau avec 1 kilogramme de sel de soude (*carbonate de soude*) dissous dans 5 litres d'eau : ce mélange liquide déposé donne une solution claire qu'on peut employer comme nous l'avons dit pour l'eau de javelle.

Dans ces circonstances, les chlorures ou hypochlorites alcalins sont préférables au chlorure de chaux, car celui-ci laisse un composé très hygroscopique (*chlorure de calcium*) qui, à la longue, entretiendrait dans les murs, carrelages, planchers, etc., une humidité permanente contraire à la salubrité.

les répare, d'arracher complétement le papier ancien, de gratter et reboucher les murs avant d'appliquer le papier nouveau.

Chambres a coucher dans les maisons particulières. — Il est important que le nombre de lits placés dans les chambres à coucher soit proportionné à la dimension de ces chambres, de telle sorte qu'il y ait au moins 14 mètres cubes par personne, indépendamment des moyens de ventilation.

Aération. — Les cheminées concourent aussi efficacement que les fenêtres au renouvellement de l'air des habitations. Elles sont même indispensables dans les maisons simples en profondeur et qui n'ont d'ouverture que d'un seul côté. Les chambres où l'on couche devraient toujours en être pourvues, et il faut, pendant la saison chaude, s'abstenir de les boucher, surtout la nuit.

L'ouverture des fenêtres après le lever, les lits étant découverts et pendant le balayage, est une bonne mesure de salubrité.

Produit gazeux de la combustion. — Les combustibles destinés à la cuisson des alimens ou au chauffage doivent être brûlés dans des appareils communiquant librement avec l'air extérieur, tels que cheminées, poëles, fourneaux munis d'une hotte, etc. Cette recommandation est surtout faite en vue des combustibles qui, tels que le *coke* et la *braise*, ne donnant pas de fumée, sont considérés à tort par beaucoup de personnes comme pouvant être impunément brûlés à découvert dans dans une chambre habitée. Ce préjugé a été la cause de graves accidents souvent suivis de mort; il en est de même de la pratique toujours dangereuse de fermer complétement la clef d'un poële ou la trappe intérieure d'une cheminée contenant de la braise enflammée, dans le but de conserver la chaleur dans la pièce. On ne doit pas oublier, en effet, que la braise, pendant tout le temps qu'elle brûle, fournit une grande quantité des gaz asphyxians.

Eaux ménagères. — Il est très important de ne pas laisser accumuler les eaux ménagères dans l'intérieur des habitations, particulièrement pendant la saison chaude.

Les cuvettes destinées à l'écoulement de ces eaux doivent être garnies de *hausses* ou disposées de telle sorte, que les eaux projetées à l'intérieur ne puissent jaillir au dehors.

Il faut bien se garder de refouler à travers les ouvertures de la grille qui se trouve au fond des cuvettes, les fragments solides dont l'accumulation ne tarderait pas à produire l'engorgement des tuyaux.

Quand les tuyaux sont extérieurs, il convient de s'abstenir, pendant les gelées, d'y verser les eaux ménagères, l'engorgement, et quelquefois même la rupture de ces tuyaux pourraient en être la conséquence.

Enfin, lorsque l'orifice de l'un de ces tuyaux aboutit à une pierre d'évier placée dans une chambre ou dans une cuisine, on doit le tenir soigneusement fermé par un tampon ou par un syphon.

Il y a toujours avantage à diriger les eaux pluviales dans les tuyaux de descente de manière à les laver.

Dans tous les cas, lorsqu'ils exhalent une mauvaise odeur, on doit les désinfecter avec de l'eau contenant au moins *un pour cent* d'eau de javelle.

Une des pratiques les plus fâcheuses dans les usages domestiques, c'est celle de vider les urines dans les plombs d'écoulement des eaux ménagères. Il serait à désirer que cette habitude cessât partout où elle existe.

RUISSEAUX. — Les ruisseaux des cours et passages qui reçoivent les eaux ménagères et les conduisent à ceux de la rue, doivent être exécutés en pavés, pierres ou fonte, suivant les dispositions locales. Les joints doivent être faits avec soin et les pentes régulières de manière à permettre des lavages faciles et à empêcher toute stagnation d'eau.

CABINETS D'AISANCES. — La ventilation des cabinets d'aisances est d'une importance majeure. Quand ils sont étroits et mal aérés, l'odeur qui s'en exhale, surtout à certaines époques de l'année, peut donner lieu aux accidents les plus fâcheux. Il est toujours possible de prévenir ces accidents et de ventiler complétement ces cabinets, par des ouvertures ou par un tuyau d'évent convenablement disposés.

Instruction sur tes précautions à prendre durant l'épidémie de choléra-morbus.

Les documents recueillis à l'étranger depuis la réapparition du choléra en Europe, sont de nature à rassurer la population : ils établissent que, dans toutes les villes où cette maladie s'est montrée, elle a affecté proportionnellement un nombre bien moins considérable d'habitants qu'en 1832.

Cette décroissance très marquée dans le nombre des personnes atteintes, n'est pas seulement le résultat de l'affaiblissement de l'épidémie, elle tient encore aux améliorations introduites dans les conditions hygiéniques où se trouvent placées aujourd'hui les populations de l'Europe : aussi croyons-nous devoir faire connaître ce qu'il faut observer comme étant utile, dans les habitudes de la vie.

Nous insistons, d'autant plus, sur l'observation de ces mesures, que si la maladie peut attaquer indistinctement tous les individus, quelle que soit leur position sociale, tous aussi peuvent prendre les précautions que nous considérons généralement comme étant les plus propres à prévenir ses atteintes.

Précautions hygiéniques à prendre pendant l'épidémie.

I. Le calme de l'esprit est toujours une des conditions les plus favorables à la santé, à plus forte raison pendant une épidémie.

II. Une alimentation modérée, saine, régulière et convenablement substantielle, est un des préceptes d'hygiène qu'il est important d'observer.

Toute perturbation dans les habitudes de la vie, tout changement dans une alimentation dont on se trouve bien, est une innovation fâcheuse.

On ne saurait exclure de l'alimentation journalière aucun aliment d'une manière absolue, mais on sait que les excès en vin ou en liqueurs alcooliques, la trop grande quantité de nourriture, sont autant de causes qui amènent le trouble dans la digestion. Dans des temps ordinaires, on supporte sans de grands inconvénients ce surcroît d'alimentation et de boissons; en temps de choléra, *c'est une des causes les plus puissantes* de son invasion.

Sans prétendre exclure de la vie habituelle aucune substance alimentaire, nous ferons cependant observer que la diarrhée étant le symptôme précurseur le plus ordinaire de l'invasion du choléra, il y a lieu d'user avec modération des aliments réputés relâchants.

Quelques légumes secs, comme les haricots et les pois, sont, pour certaines personnes, d'une digestion difficile quand on les prépare avec leur enveloppe. A l'état de purée, ils sont parfaitement sains et conviennent aux estomacs délicats.

En hiver, les personnes appelées par leurs occupations à sortir de bonne heure doivent éviter d'être à jeûn.

Il ne faut jamais se désaltérer que lorsqu'on n'est plus en sueur; toute boisson froide, et surtout les boissons glacées, prise quand on a chaud est dangereuse. En tout cas, il est préférable de prendre, au lieu d'eau pure, de l'eau additionnée d'eau-de-vie (deux cuillerées à bouche par litre d'eau) ou de vin.

Les eaux gazeuses préparées avec des poudres *sont purgatives*; lorsque les sels restent dans la boisson, il ne faut pas en faire usage.

III. Il importe de se vêtir de manière à se préserver des impressions du froid; il importe surtout d'éviter les transitions brusques de la température et le refroidissement subit, qui sont dangereux.

Les personnes sensibles au froid feront bien de porter de la laine sur la peau, ou au moins une ceinture de flanelle.

IV. Une des conditions importantes à observer durant les épidémies, c'est la salubrité des habitations. Il est donc nécessaire de mettre à exécution toutes les mesures qui ont été prescrites dans l'ordonnance publiée à ce sujet. Nous nous bornerons à rappeler ici, qu'il faut éviter l'encombrement des habitations, qu'il faut renouveler l'air des chambres, soit en ouvrant fréquemment les fenêtres, soit en entretenant du feu dans les cheminées et dans les poëles (1).

En été, quelques personnes couchent les fenêtres ouvertes; cette pratique est dangereuse en ce qu'elle expose aux variations de température si communes durant la nuit, sans qu'on puisse y porter remède, à cause de l'état de sommeil où l'on se trouve.

Quant à la température des habitations, elle doit être modérée.

V. Durant les épidémies en général, on doit, tout en continuant de vaquer à ses occupations habituelles, le

---

(1) Les moyens les plus efficaces pour assainir une habitation sont les chlorures désinfectants (hypochlorites de soude ou de chaux); mais ils doivent être employés avec mesure; ainsi 250 grammes de chlorure d'oxide de sodium dans un vase à large surface, ou 30 grammes de chlorure de chaux solide dans une assiette, suffisent pour modifier avantageusement l'air d'une pièce de grandeur ordinaire, pendant vingt-quatre heures.

faire cependant dans une certaine mesure ; la fatigue corporelle, les travaux de cabinet trop prolongés, les veilles dans le travail, l'abus du plaisir, sont très nuisibles. Sous ce rapport, la vie doit être réglée, uniforme et exempte de tout excès.

Conduite à tenir, 1° à l'apparition des symptômes qui précèdent ordinairement le choléra; 2° au début de la maladie elle-même.

Le choléra n'est pas contagieux; on peut donc sans crainte prodiguer des soins aux personnes atteintes de cette maladie; mais l'expérience a démontré que, dans toute maladie épidémique, l'encombrement des habitations est toujours une condition fâcheuse; il convient, en conséquence, de prendre les mesures les plus propres à l'éviter.

On peut affirmer qu'à quelques exceptions près, si brusque qu'en soit l'invasion, le choléra est cependant précédé de symptômes qui peuvent en faire craindre le développement.

Le plus commun de ces symptômes, *c'est la diarrhée*, et telle en est l'importance, qu'il suffit de la faire céder, pour prévenir la maladie. *Il y aurait donc danger à la laisser persister.*

On arrête la diarrhée par des moyens très simples; ce sont les suivants : *diminution ou abstinence complète d'aliments ; usage de riz et de ses préparations ; administra-*

tion de quarts de lavements émollients et calmants ; infusions de thé ou toute autre infusion aromatique pour boisson.

Mais quel que soit le peu d'intensité du dérangement intestinal, il est toujours nécessaire d'appeler un médecin.

DÉBUT DU CHOLÉRA.

La très grande généralité des faits observés jusqu'à présent démontre que les chances de guérison sont d'autant plus grandes que les secours sont administrés à une époque plus rapprochée du début du choléra. Il est donc nécessaire de faire connaître les principaux symptômes qui annoncent l'invasion de cette maladie et d'indiquer les premiers secours qu'il faut donner dès leur apparition.

Le choléra s'annonce ordinairement par une lassitude *profonde et subite*, des nausées et des vomissements, des coliques, de la diarrhée avec garderobes d'abord colorées, puis *incolores* et *ressemblant à l'eau de riz*, une altération *très marquée* des traits du visage, le refroidissement du corps et de la langue, des crampes, enfin un état bleuâtre des lèvres et de la face.

Dès que ces symptômes ou un certain nombre d'entre eux viennent à se montrer, il faut appeler un médecin. En attendant son arrivée, on se hâtera de mettre en pratique les moyens suivants :

On excitera la peau et on y appellera la chaleur, en plaçant aux pieds du malade et entre les cuisses une bouteille d'eau chaude, ou des briques chauffées; on étendra des sachets de cendre ou de sable chaud sur la poitrine et le long du dos.

On entourera le malade de plusieurs couvertures de laine et l'on promènera entre ces couvertures des fers chauffés ou une bassinoire, de manière à agir sur toute la surface du corps.

Pendant la préparation de ces moyens ou durant leur emploi, on frictionnera fortement et *longtemps* les membres avec le creux des mains, une brosse douce, de la flanelle; on pourra arroser la flanelle d'eau-de-vie camphrée, d'eau-de-vie ou d'eau de Cologne; il est bon que ces frictions soient faites par deux personnes placées de chaque côté du malade, en ayant soin de ne pas le découvrir.

On fera boire une infusion chaude de tilleul, de thé ou de menthe additionnée de quelques gouttes d'eau-de-vie.

Si ces tisanes paraissaient augmenter les vomissements, on emploierait avec avantage l'eau gazeuse ou la glace par petits morceaux et l'on promènerait des sinapismes sur les jambes et sur les cuisses.

Il sera utile, toutes les fois qu'on le pourra, de coucher le malade dans une pièce séparée, afin de le placer dans les conditions les plus favorables de salubrité.

CONVALESCENCE.

La convalescence nécessite des précautions que le médecin devra faire connaître au malade. Toutefois, on ne saurait trop recommander aux convalescents l'observation rigoureuse des règles de préservation qui ont été exposées dans la première partie de cette instruction. Il faut surtout qu'ils évitent le froid, l'humidité et les écarts de régime, car les personnes qui ont été atteintes du choléra sont exposées à des rechutes.

Nous croyons devoir terminer cette Instruction, en déclarant formellement au public qu'il ne doit accorder aucune confiance aux prétendus moyens préservatifs et curatifs dont des charlatants cupides font vanter les propriétés par les journaux, ou qu'ils annoncent par des affiches. Si l'autorité était assez heureuse pour connaître un semblable moyen, elle ne manquerait pas de le publier et de le recommander.

II.

Secours publics. — Commissions sanitaires. — Postes médicaux.

Dans la prévision du choléra, en 1832, un double travail avait été fait à Lyon, pour l'organisation des secours. C'était le réglement du service sanitaire et la division de la ville par sections. Ce travail existe et laisse peu de chose à désirer. Il assurait de prompts secours aux habitants de tous les quartiers, de toutes les rues, à quelque classe qu'ils appartinssent.

Tous les médecins de la ville et des faubourgs formaient des commissions médicales correspondant à chaque section, se réunissant dans un local désigné. Chaque commission composait son bureau et faisait entre ses membres la répartition de l'inspection des maisons par rues ou séries de numéro, des soins à porter aux cholériques pauvres ou privés du médecin de leur choix ; enfin, celle des notes ou renseignements à fournir.

L'intendance sanitaire était le point central avec lequel toutes les commissions étaient mises en rapport, et par l'intermédiaire duquel elles communiquaient avec l'autorité pour toutes les mesures jugées utiles ou nécessaires.

En combinant ces dispositions en tout ou en partie, soit avec l'établissement de postes médicaux analogues à ceux établis à Paris, et dont nous reproduisons le personnel et les dispositions générales, soit avec des ambulances ou hôpitaux temporaires, dans lesquels seraient transportés les malades qui ne pourraient être traités à domicile, on aurait le meilleur système de secours publics que l'on pût réaliser.

Les postes médicaux auraient toujours un médecin de garde, un pharmacien et deux infirmiers ; si leur importance l'exigeait, un comptable. Il serait pourvu des médicaments les plus usuels, les plus nécessaires, pour donner les premiers secours, et d'un brancard pour transporter les cholériques. Le médecin pourrait délivrer gratuitement à domicile les remèdes, sur des bons imprimés portant le nom de la section ou arrondissement, et contresignés par le comptable. Ces médicaments ne seraient ainsi délivrés gratuitement que dans les cas où l'indigence du malade lui paraîtrait dûment constatée.

Dans chaque section, et à tour de rôle, les médecins seraient prévenus par billet de la mairie ou de la commission, du jour et de l'heure où ils devraient se trouver au poste médical. Leur signature serait ensuite apposée sur une feuille de présence dont nous donnons le spécimen.

Telles sont les mesures que nous croyons pouvoir être les plus convenables pour utiliser le zèle et le dévouement qui ont toujours été à la hauteur du fléau, pour le combattre partout où il s'est montré, et qui, dans cette circonstance comme dans toutes les autres calamités publiques, ont révélé ce qu'il y a de bon et de généreux au fond du cœur humain.

Extrait du rapport sur l'Organisation des bureaux de secours et des commissions sanitaires.

Tous les médecins, chirurgiens, officiers de santé et pharmaciens domiciliés dans l'arrondissement sont appelés à faire le service des bureaux de secours, à l'exception des médecins, chirurgiens et pharmaciens chefs de service dans les hôpitaux de Paris.

Il sera dressé, par les soins de MM. les maires, une liste indiquant les nom, domicile et quartier des médecins, chirurgiens, officiers de santé et pharmaciens de leurs arrondissements. C'est sur cette liste que sera faite la répartition du personnel dans les bureaux de secours.

Quant aux élèves en médecine, M. le doyen de la Faculté sera invité à ouvrir une liste sur laquelle viendront s'inscrire les élèves qui voudront faire le service dans les bureaux.

La demande d'élèves sera faite hebdomadairement à M. le doyen par le conseil de salubrité.

En cas d'insuffisance de médecins dans l'arrondissement, il en sera référé au conseil de salubrité.

Le service dans les bureaux de secours sera permanent de jour et de nuit.

Le bureau sera composé ainsi qu'il suit :

Pendant le jour.

1 médecin,
1 pharmacien ou son premier élève,
1 élève en médecine,
1 agent comptable,
2 infirmierss

Pendant la nuit.

2 médecins.

Plus, le personnel ci-dessus indiqué, à l'exception d'un agent comptable.

Le personnel du service sera augmenté en raison du besoin.

L'ordre du service entre les diverses personnes appelées à y concourir sera réglé par la commission de l'arrondissement.

L'agent de chaque bureau y sera en permanence de six heures et demie du matin à dix heures du soir.

Il recueillera, à son arrivée, auprès des médecins de service durant la nuit les documens qui lui sont nécessaires pour la tenue du registre dont il sera parlé ci-après.

Il tiendra, jour par jour, un registre indiquant :

1° Le roulement hebdomadaire du service, avec désignation des médecins, pharmaciens et élèves qui en auront été chargés;

2° Les noms, âge, profession, état civil, demeure et genre de maladie des personnes auxquelles les secours auront été portés, et, autant que faire se pourra, le résultat des secours administrés;

3° Il ouvrira, chaque jour, une feuille de présence qui sera signée par les médecins, pharmaciens et élèves de service;

4° Il fera, chaque semaine, un relevé des inscriptions de secours, pour être transmis à la Commission d'arrondissement;

5° Il tiendra compte des médicaments employés par le bureau de secours, il pourvoira à leur remplacement au moyen de *bons* contresignés par un médecins; il en sera de même à l'égard du matériel dont il sera dressé inventaire.

Les médicaments employés dans l'administration des secours seront pris dans les bureaux ou chez un des pharmaciens du quartier où résident les malades.

A cet effet, il sera délivré un bon par le médecin traitant.

Ces bons seront présentés à la Mairie par les pharmacieus à l'appui de leur mémoire qui sera soldé d'après le tarif adopté par la Société philantropique.

Tout médecin qui, en dehors du service, donne des soins à un cholérique, est invité à en instruire la Mairie de son arrondissement.

Chaque bureau de secours recevra le matériel et les médicaments suivants :

Matériel et approvisionnement des Bureaux de secours.

Pièce où se tiendront les hommes de peine.

6 Tabourets,
2 Bancs,
2 Lits de sangle,
2 Matelas,
4 Couvertures,
1 Poële en fonte, monté avec sa pelle et sa pincette,
2 Chaudières en fer,
1 Cruche,
2 Gobelets en étain,
2 Vases de nuit.

Pièce destinée à MM. les Médecins, Pharmaciens, Elèves et Agents.

6 Chaises,
2 Fauteuils,
3 Lits de sangle,

3 Matelas,
3 Traversins,
6 Couvertures de laine.
1 Pelle et sa pincette,
1 Souflet,
1 Lampe,
2 Tables à tiroir,
1 Encrier, plumes et papier,
1 Fontaine,
6 Verres,
2 Pots à eau et cuvettes,
3 Vases de nuit,
1 Armoire à rayons pour serrer les médicaments et le linge,
2 Grosses éponges.

Liste des Médicaments qu'on devra trouver dans les Bureaux de secours.

Farine de graines de lin.		6 kilogram.
— de moutarde		3 *id.*
Fleurs de tilleul.		125 grammes.
Camomille		*id.*
Menthe		*id.*
Orge perlé		500 grammes.
Riz		2 kilogram.
Chlorure de soude.		12 bouteilles
— de chaux	6 flacons ou	2 kilogram.
Vinaigre de vin		5 litres.
Eau de fleurs d'oranger	6 flacons ou	60 grammes.
Eau de Setz.		12 bouteilles
Ether sulfurique	6 flacons de	20 grammes.
Ammoniaque liquide	6 flacons de	15 grammes.
Laudanum de Sydenham	6 flacons de	15 grammes.

Les Bureaux devront être en outre garnis des moyens de secours ci-après :

Un lit de secours composé de :

1 Couchette de fer,

2 Matelas percés,

3 Couvertures,

1 Traversin,

1 Oreiller,

2 Bassins,

Brosses de santé	n.	6
Couvertures de laine.	n.	6
Chaussettes en laine drapée, 6 paires.		
Gros molleton de laine, 6 mètres en 6 coupons.		
Tablier en toile écrue et à manches	n.	12
Essuie-mains	n.	24
Torchons	n.	24
Appareils et Bains de vapeur et accessoires	n.	1
Brancards couverts	n.	2
Briques	n.	25
Coquemard de deux litres	n.	1
— de demi-litre	n.	6
Goulots renversés de deux à quatre onces	n.	25
Pots à cataplasmes, en grès	n.	3
Bassinoires	n.	2
Seringue	n.	2
Paniers à compartiments.	n.	6
Panier à chauffer le linge	n.	1
Son réchaud	n.	1

SECTION. SALUBRITÉ.

Feuille de Présence

DU

Poste Médical d

Journée du

SIGNATURES.	MÉDECINS.	HEURES DE SERVICE.	OBSERVATIONS,
		De 4 h. du matin à 8 h.	
		De 8 heures à midi.	
		De midi à 4 heures.	
		De 4 h. du soir à 8 h.	
		De 8 heures à minuit.	
		De minuit à 4 heures.	
	PHARMACIEN.	24 heures.	

CHOLÉRA.

Décès à domicile et dans les Hôpitaux civils et militaires.

MARS.	DÉCÈS À DOMICILE.	DÉCÈS DANS LES HÔPITAUX.	TOTAL.	ENTRÉES DANS LES HÔPITAUX.	OBSERVATIONS.
7	1	»	1	»	La colonne des décès et celle des entrées pour les hôpitaux et hospices comprennent le mouvement de Bicêtre et Larochefoucauld situés hors Paris.
8	»	1	1	1	
9	1	»	1	1	
10	2	1	3	»	
11	1	»	1	»	
12	1	»	1	1	
13	3	4	7	2	
14	1	»	1	3	
15	2	6	8	8	
16	4	8	12	5	
17	4	5	9	5	
18	2	6	8	15	
19	3	11	14	24	
20	5	6	11	43	
21	4	28	32	33	
22	2	11	13	23	
23	6	34	40	75	
24	11	28	39	82	
25	11	47	58	75	
26	13	33	46	65	
27	11	33	44	60	
28	8	36	44	54	
29	13	49	62	72	
30	12	42	54	64	
31	9	51	60	94	
TOTAUX	130	440	570	807	

AVRIL.	DÉCÈS A DOMICILE.	DÉCÈS DANS LES HÔPITAUX.	TOTAL.	ENTRÉES DANS LES HÔPITAUX.	OBSERVATIONS.
1	6	55	61	77	La colonne des décès et celle des entrées pour les hôpitaux et hospices comprennent le mouvement de Bicêtre et Larochefoucaud situés hors Paris.
2	14	49	63	79	
3	16	52	68	91	
4	7	61	68	97	
5	7	57	64	68	
6	16	30	46	56	
7	21	40	61	74	
8	17	45	62	76	
9	19	40	59	73	
10	20	47	67	98	
11	14	46	60	80	
12	18	42	60	70	
13	25	57	82	104	
14	28	47	75	87	
15	33	40	73	72	
16	30	43	73	76	
17	46	42	88	86	
18	31	33	64	72	
19	28	32	60	60	
20	36	27	63	54	
21	20	34	54	65	
22	23	28	51	53	
23	21	17	38	38	
24	16	16	32	33	
25	29	24	53	34	
26	19	27	46	57	
27	35	34	69	51	
28	23	32	55	71	
29	28	42	70	81	
30	48	38	86	88	
TOTAUX	694	1177	1871	2121	

MAI	DÉCÈS A DOMICILE.	DÉCÈS DANS LES HÔPITAUX.	TOTAL.	ENTRÉES DANS LES HÔPITAUX.	OBSERVATIONS.
1	51	32	83	63	La colonne des décès et celle des entrées pour les hôpitaux et hospices comprennent le mouvement de Bicêtre et Larochefoucauld situés hors Paris.
2	35	33	68	93	
3	46	41	87	106	
4	58	45	103	117	
5	67	59	126	96	
6	73	63	136	110	
7	87	67	154	169	
8	72	71	143	171	
9	100	76	176	193	
10	105	71	176	159	
11	105	88	193	167	
12	124	93	217	181	
13	99	82	181	123	
14	110	79	189	128	
15	89	69	158	143	
16	116	79	195	149	
17	100	68	168	115	
18	77	79	156	143	
19	93	73	166	128	
20	84	63	147	110	
21	63	59	122	94	
22	66	50	116	113	
23	81	60	141	138	
24	68	84	152	110	
25	57	58	115	101	
26	62	55	117	113	
27	60	39	99	105	
28	51	49	100	111	
29	66	51	117	87	
30	65	54	119	83	
31	96	53	149	105	
TOTAUX	2426	1943	4369	3793	

JUIN.	DÉCÈS À DOMICILE.	DÉCÈS DANS LES HÔPITAUX.	TOTAL.	ENTRÉES DANS LES HÔPITAUX.	OBSERVATIONS.
1	77	61	138	120	La colonne des décès et celle des entrées pour les hôpitaux et hospices comprennent le mouvement de Bicêtre et Larochefoucauld situés hors Paris.
2	136	65	201	169	
3	324	135	459	240	
4	318	125	443	322	
5	387	164	551	358	
6	412	163	575	403	
7	399	174	573	313	
8	494	207	701	497	
9	467	174	641	491	
10	523	194	717	423	
11	382	187	569	366	
12	268	150	418	291	
13	264	126	390	215	
14	220	129	349	173	
15	188	121	309	149	
16	126	88	214	107	
17	122	92	214	114	
18	107	88	195	147	
19	91	55	146	88	
20	74	49	123	82	
21	74	46	120	54	
22	67	30	97	70	
23	41	39	80	50	
24	32	33	65	38	
TOTAUX	5593	2695	8288	5280	

RÉCAPITULATION.

DATES.	DÉCÈS A DOMICILE.	DÉCÈS DANS LES HÔPITAUX.	TOTAL.	ENTRÉES DANS LES HÔPITAUX.
Mars	130	440	570	807
Avril	694	1177	1871	2121
Mai.	2426	1943	4369	3793
Juin (jusqu'au 24)	5593	2695	8288	5280
TOTAUX GÉNÉRAUX	8843	6255	15098	12001

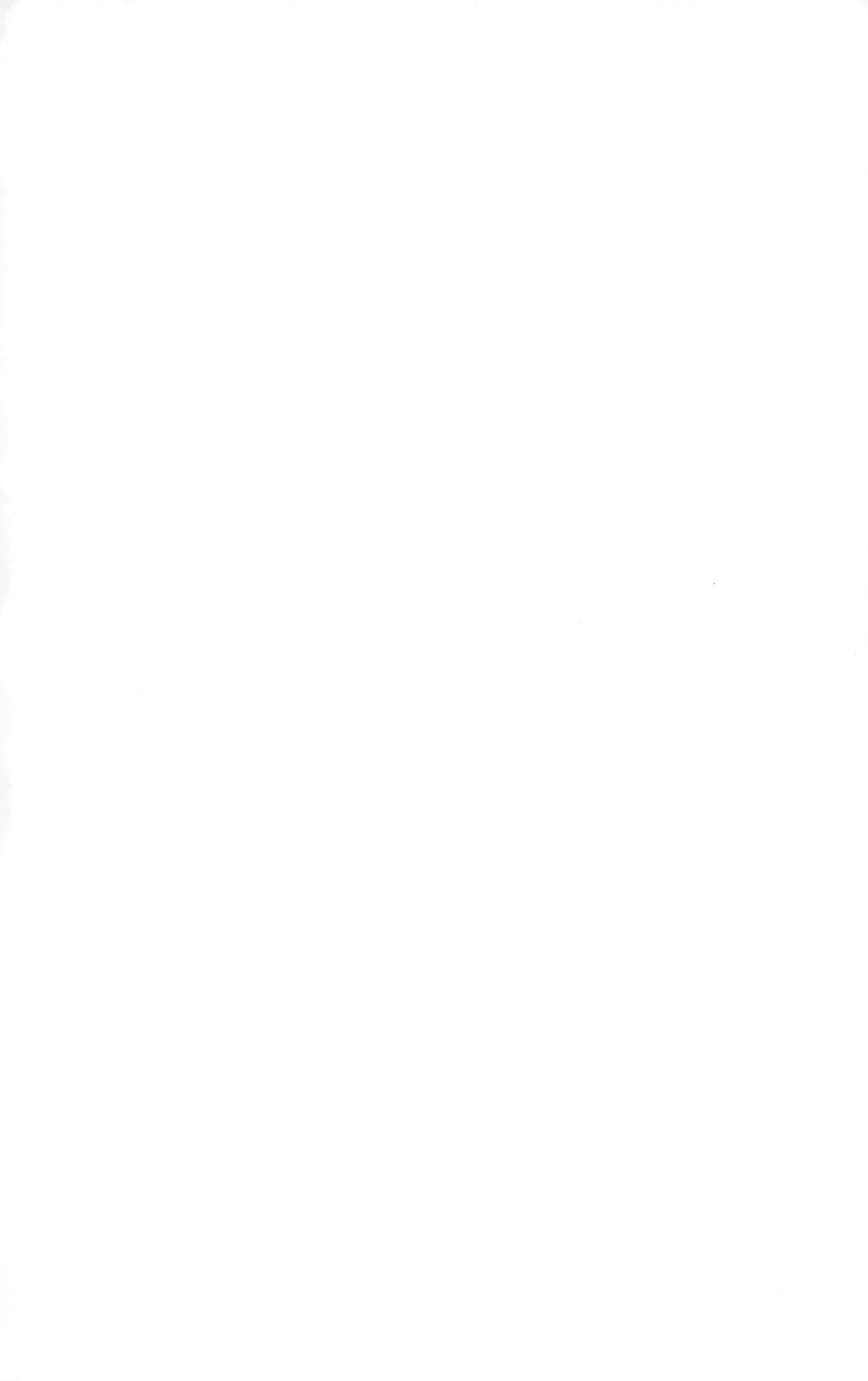

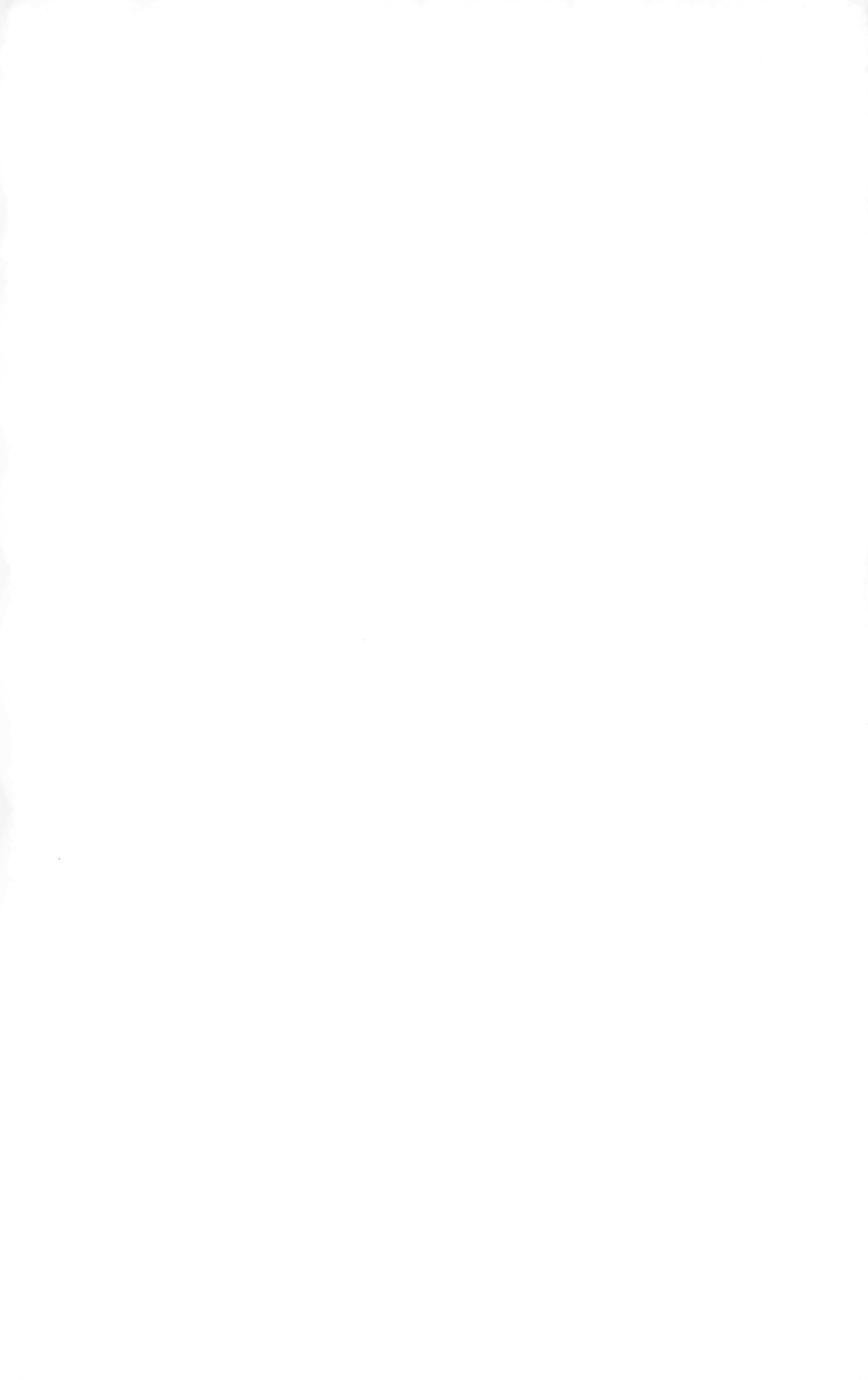

www.ingramcontent.com/pod-product-compliance
Ingram Content Group UK Ltd.
Pitfield, Milton Keynes, MK11 3LW, UK
UKHW020339250726
13967UKWH00005B/2010